LÄNGER LEICHTER LEBEN

Ihr Rezept
von Dr. Marcus Franz

Ein ganzheitliches und alltagstaugliches Gesundheitskonzept. Wissenschaftlich fundiert und über den Longevity-Trend hinausgedacht

Dr. med. MARCUS FRANZ

EULOGIA
VERLAG

Bibliografische Information der Deutschen Nationalbibliothek.

Die Deutsche Nationalbibliothek verzeichnet diese Publikation in der Deutschen Nationalbibliografie; detaillierte bibliografische Daten sind im Internet über http://dnb.dnb.de abrufbar.

Für Fragen und Anregungen:
info@eulogiaverlag.de

ISBN Softcover: 978-3-96967-659-2
ISBN E-Book: 978-3-96967-660-8

Originale Erstausgabe 2025

Eulogia Verlags GmbH
Gerhofstraße 1–3
20354 Hamburg

Satz und Layout: Tomasz Dębowski
Covergestaltung: Aleksandar Petrović, unter Verwendung von © Alvov/Shutterstock.com

INHALTSVERZEICHNIS

VORWORT

Dieses Buch ist ein Rezept, mit dem Sie Ihr Leben leichter, gesünder und besser gestalten können. Es ist aber kein „normales" ärztliches Rezept, das man in die Apotheke bringt, sondern ein ganz besonderes und einzigartiges: Dieses Rezept können Sie nämlich nur bei sich selbst einlösen.

Ich stelle Ihnen in diesem Buch keine Verordnungen aus, erteile keine Anweisungen, medizinische Gebote oder Verbote. Ich mache keine wilden Versprechungen und lasse mich auch nicht vom Longevity-Hype – der zwanghaften Suche nach einem möglichst langen Leben – erfassen, der von den USA ausgehend die westliche Welt erobert.

Ich möchte aus der Sicht eines Arztes mit 35 Jahren Berufserfahrung grundsätzliche Empfehlungen aussprechen, die mir als die wichtigsten erscheinen. Sie sollen damit auf ebenso informative wie unterhaltsame Weise Ihre eigenen Gesundheits-Kompetenzen beleben und erweitern. Sie haben es vielleicht nicht in der Hand, auf wie viele Lebensjahre Ihr Körper „programmiert" ist. Aber Sie haben es in der Hand, ob Sie *länger* und *leichter leben.*

Es gibt unzählige Bücher von Ärzten, Gesundheitsratgeber und Medizin-Fibeln, die ähnliche Ziele anstreben. Viele dieser Bücher sind von prominenten Autoren wissensreich verfasst. Warum also noch so ein Werk?

Die Antwort ist einfach: Eine große Zahl dieser Ratgeber und Anleitungen kommt entweder mit dem erhobenen Zeigefinger daher oder beansprucht die alleinseligmachende (medizinische) Weisheit. Manche geraten gar zur dogmatischen und gesundheitsideologischen Kampfschrift oder sind so kompliziert, dass einen bereits das Lesen überfordert.

Ich wollte ein Buch ohne wissenschaftliches Kauderwelsch oder langatmige Wiedergaben von Studien. Und: Keine verstiegenen und theoretischen Lebensanleitungen, die in der Wirklichkeit des Einzelnen kaum umsetzbar sind. Einfache, im Alltag umzusetzende Ratschläge und das Selbst zu stärken: So ein Buch suchte ich lange vergeblich – und beschloss schließlich, es selbst zu schreiben.

Dieses Buch ist anders. Nein, wirklich.

Als erfahrener Arzt möchte ich Ihnen neue Optionen eröffnen und Ihre jeweils eigenen Potenziale stärken. Das Buch **„Länger Leichter Leben"** sollen Sie auch leichter *lesen* können: Zu Beginn jedes Kapitels finden Sie eine leicht verständliche, kompakte Sammlung von Tipps mit klaren, kurzen Erklärungen, die Sie einfach in Ihrem Alltag umsetzen können. Im Anschluss erkläre ich die Hintergründe meiner Empfehlungen genauer. Wenn Sie also beim Lesen des einen oder anderen Kapitels neugierig werden und mehr erfahren wollen, lade ich Sie ein, mich in die Tiefe des jeweiligen Gebiets zu begleiten. Dort erwarten Sie profunde, naturwissenschaftlich oder empirisch belegte Informationen, die meine grundsätzlichen Empfehlungen verständlich machen.

Mein Ziel für Sie lautet: Selbst, wenn Sie nur die Empfehlungen am Beginn jedes Kapitels lesen und im Rahmen Ihrer individuellen Bedürfnisse und Möglichkeiten umsetzen, werden

Sie eine deutliche Verbesserung Ihrer Lebensqualität erleben und *länger leichter leben*. Das übergeordnete Ziel ist die Erleichterung eines komplexen, für viele von uns auch krisenhaft gewordenen Alltagslebens.

Eine kleine Sinnfrage muss sein

Ohne ins Metaphysische vordringen zu wollen, ist mir wichtig, gleich zu Beginn die Sinnfrage zu stellen: Worum geht es im Leben? Ist es am wichtigsten, möglichst *lange* zu leben – oder geht es nicht vielmehr darum, eine gute Lebensqualität möglichst lange aufrechtzuerhalten? Das Bonmot „Gib den Jahren mehr Leben statt dem Leben mehr Jahre" kann da als Leitsatz dienen.

Kein Mensch hat etwas davon, wenn er 110 Jahre alt wird, 25 davon jedoch als Pflegefall verbringt. Aber jeder Mensch hat etwas davon, möglichst lange geistig und körperlich aktiv zu sein und ein selbstbestimmtes Leben zu führen – auch, wenn es vielleicht „nur" 85 Jahre dauert.

Weniger ist tatsächlich mehr

Alles, was Sie stärker macht, erleichtert Ihnen auch die Bewältigung der Herausforderungen, die jedem von uns im Alltag begegnen. Im Grunde ist es simpel: Jedes Gewicht lässt sich umso leichter stemmen, je mehr Kraft Sie haben. Die Erlangung neuer Kräfte bezieht sich dabei nicht nur auf Ihre Muskeln, sondern auch auf Ihr Innenleben – etwa auf die Kraft, Nein zu sagen, die Fähigkeit, Ihre eigenen Stärken und Schwächen zu erkennen, auf Ihren Willen, möglichst viele Dinge nicht zu schwer – also leichter – zu nehmen, indem Sie Ihre Aufmerksamkeit auf Wichtiges lenken und weniger Wichtiges sein lassen.

Mein ganzheitliches Konzept für ein längeres, leichteres Leben stützt sich auf die Gestaltung Ihrer Ernährung, das Ausmaß und die Art Ihrer körperlichen Bewegung, den Grad Ihrer Entspannungsfähigkeit und vor allem auf die Kraft der Einfachheit.

Sie haben im Lauf Ihres Lebens bestimmt einige Kompetenzen erworben, die Sie auf Ihrem Weg unterstützen. Solche Kompetenzen schlummern in uns allen, müssen bisweilen jedoch neu entdeckt und gestärkt werden. Dieses Buch soll Sie dabei unterstützen – auf dem Weg zu einem längeren, leichteren Leben.

GRUNDSÄTZLICHES ZU BEGINN

Der menschliche Körper ist für eine Lebensdauer von höchstens 120 Jahren konzipiert. Das gilt mittlerweile in der Biologie und Medizin als allgemein anerkannter Richtwert. Aber längst nicht alle Menschen werden so alt. Die durchschnittliche Lebenserwartung des Europäers liegt bei Männern heute um die 80, bei Frauen um die 84 Jahre.

Nun stellt sich die Frage: Warum ist die Lebenserwartung nicht viel höher, wenn es doch in ganz Europa abertausende Menschen gibt, die deutlich älter als 100 werden und es entsprechend unserer biologischen „Voreinstellungen" gut möglich ist, so alt zu werden? Das hat mehrere Gründe. Zunächst können wir nach allem, was wir bis jetzt aus der Forschung wissen, mit recht hoher Sicherheit von Folgendem ausgehen: Der genetische Bauplan, also die „Hardware", die wir von unseren Vorfahren mitbekommen, ist ungefähr zur Hälfte (individuelle Schwankungen nicht berücksichtigt) für die Lebenserwartung und die gesundheitliche Grundverfassung verantwortlich.

Die andere Hälfte können wir mit der „Software", also der Art und Weise, wie wir unser Leben verbringen und gestalten, ziemlich gut beeinflussen. Ein gesunder Lebensstil hat hier maßgeblichen Anteil; das ist längst erwiesen und bereits im kollektiven Bewusstsein verankert – wir müssen nur den jeweils zu uns passenden, eigenen Stil finden.

Auch muss uns bewusst sein, dass wir nicht alle Komponenten der 50 % „Software" immer selbst in der Hand haben: Es kommen hier ja noch Ereignisse wie Krankheiten, Unfälle, Kriege, Epidemien und andere Schicksalsschläge hinzu. Diese vom Einzelnen nicht steuerbaren Faktoren haben die Macht, das Leben zu verkürzen und auch den gesündesten Menschen plötzlich hinwegzuraffen. Diese Faktoren gilt es, hinzunehmen. Es wäre sinnlos, das Leben nur nach Risikoberechnungen auszurichten. Ein solches Leben enthielte keinerlei Leichtigkeit. Wir wollen uns daher auf das Sinnvolle konzentrieren und feststellen, was unser Leben auf verschiedenen Ebenen *leichter* machen kann.

Das Langlebigkeits-Business

Aus den USA kommend, hat der sogenannte „Longevity"-, also der Langlebigkeits-Trend auch Europa erfasst: Die Maximierung der Lebensdauer ist inzwischen auch bei uns eines der meistdiskutierten Gesundheits- bzw. Lifestyle-Themen. Zahllose Gesundheitsberater, Diätspezialisten, Ärzte, Trainer, Influencer und sonstige mit der Gesundheit und dem Lebensstil befasste Experten überbieten einander mit Konzepten und Ideen, wie man möglichst alt wird.

In der medizinischen Welt hat sich ein eigener neuer Wissenschaftszweig entwickelt, in dem seriös und intensiv an den Mechanismen des Alterns und möglichen Medikamenten dagegen geforscht wird. Mit viel Energie wird an sogenannten „Senolytika" (übersetzt: altersauflösende Medikamente) gearbeitet. Man hat herausgefunden, dass der Alterungsprozess auch im Zusammenhang mit chronischen entzündlichen Prozessen steht. Das Ziel ist es prinzipiell, seneszente, also alternde Zellen frühzeitig aus dem Körper zu entfernen oder zumindest deren Abbau zu fördern. Die gute Nachricht: Man kann vieles auch mit natürlichen Mitteln und einfachen Methoden bewirken. Dazu gehören etwa die richtige Ernährung und die Zufuhr von antioxidativ wirkenden und altersbremsenden Pflanzen, die allesamt gut verfügbar und leicht in den Speiseplan einzubauen sind.

In den USA, wo die Menschen den Maximierungstrieb gewissermaßen in ihrer DNA tragen, sind Fachleute der festen Ansicht, der Mensch könne mittels Gentechnik und/oder spezieller Pharmaka in absehbarer Zeit das ewige Leben erreichen. Das Motto „schneller, höher, weiter" ist eine typisch amerikanische Lebenseinstellung, die nun eben um den Komparativ „länger" ergänzt wird. Die Wolkenkratzer von Manhattan sind ein Symbol dafür; das „Anything goes" gilt als Lebensmotto und Hollywood mit seinen Science-Fiction-Filmen und Superstars untermalt mittels der heute überall verfügbaren Medien diese Maximierungs-Idee.

Die westliche Welt lebt durch die seit vielen Jahrzehnten bestehende Dominanz der USA unter dem Einfluss dieser Einstellung. Besonders im Gesundheitsbereich haben wir dadurch Amerika auch große Fortschritte zu verdanken. Aber …

Ist ein möglichst langes Leben wirklich das einzig erstrebenswerte Ziel?

Der Longevity-Trend hat bloß einen großen Haken. Wenn wir Langlebigkeit als wichtigsten Lebensinhalt formulieren, legen wir damit ein Ziel fest, das wir nur teilweise beeinflussen können, und müssen dennoch ungeheure Mühen auf uns nehmen, um diese Zielvorgaben *vielleicht* zu erreichen.

Möglichst alt zu werden mag ein legitimer Anspruch sein. Man unterwirft sich dadurch jedoch unzähligen Zwängen, die von der ständigen Suche nach der besten Diät, dem besten Nahrungsergänzungsmittel, zu den besten Trainingsmethoden und zur optimalen Schlafdauer geprägt sind.

Ironisch betrachtet könnte man sagen: Die Zeit, die wir für die Suche nach dem jeweils optimalen Langlebigkeits-Mittel aufwenden, gewinnen wir im besten Fall am Lebensende dazu. Das reine Longevity-Konzept ist ein Nullsummen-Spiel, das eigentlich nichts bringt außer einer gewissen Selbstbefriedigung im Maximierungsdenken. Wir dürfen ja die vorhin erwähnten biologischen, schicksalshaften und kaum verrückbaren Gegebenheiten nicht vergessen. Diese Hürden kann selbst der besttrainierte, bestbetreute, besternährte und bestens plastisch operierte Hollywoodstar nicht überwinden.

Länger. Leichter. Leben.

Für viele Europäer sind amerikanische Trends bestimmend, viele von uns folgen den transatlantischen Vorgaben und Moden gerne. Insgesamt sind wir in „Good Old Europe“ jedoch nicht so bedingungslos dem Leistungs- und Maximierungsgedanken unterworfen. Wie also kann man den auf den ersten Blick attraktiven Longevity-Gedanken auf vernünftige, realistische Weise für sich selbst umsetzen? Diese Frage werde ich in den folgenden Kapiteln beantworten. Kenner des Themas werden Überschneidungen mit verschiedenen Longevity-Konzepten feststellen – kein Wunder, beruhen doch viele ärztliche Empfehlungen auf den gleichen wissenschaftlichen Arbeiten und ärztlichen Erfahrungen.

Zugleich gibt es einen fundamentalen Unterschied zwischen **Longevity** und dem von mir entwickelten Konzept **„Länger. Leichter. Leben.“** (im Folgenden mit **LLL** abgekürzt). Die reine Lebenszeit-Maximierung zum Daseins-Ziel zu erklären ist – nüchtern betrachtet – wenig sinnstiftend, weil dieses Ziel zu wenig auf das Hier und Jetzt bezogen ist und der Longevity-Wettbewerb insgesamt einem Rennen gleicht, das niemals zu gewinnen ist. Denn auch der langlebigste Mensch muss eines Tages sterben.

Sinnvoller ist es, danach zu trachten, der uns zur Verfügung stehenden Lebensspanne mehr Gesundheit, Fitness und Resilienz, mehr Genuss- und Liebesfähigkeit, mehr Entspannung, Lebensfreude, Arbeitslust und Kraft zu geben, damit wir dieses eine Leben, das wir haben, in einer echten „Leichtigkeit des Seins" verbringen können.

Es gibt für die guten, in Gesundheit verbrachten Lebensjahre auch einen international verwendeten, medizinischen Fachausdruck: *„Quality-adjusted life years", also qualitätskorrigierte Lebensjahre, kurz QALY.* Damit wird die Maßzahl bezeichnet, die rechnerisch die Lebenserwartung und die gesunden bzw. kranken Lebensjahre in ein Verhältnis setzt. Ein QALY bedeutet ein in voller Gesundheit verbrachtes Lebensjahr. Aus ärztlicher Sicht ist die Vermehrung dieser QALYs ein medizinisch gut zu argumentierendes, vor allem aber ein realistisches Ziel.

Die sieben LLL-Säulen

Aus ärztlicher Sicht können wir die Eckpfeiler eines Lebens, das auf eine Vermehrung der leichten und gesunden Lebensjahre – eben der QALYs – abzielt, klar benennen. Diese stellen auch die sieben Säulen meines LLL-Konzepts:

- Gesunde Ernährung und zufriedenstellende Verdauung
- Fittes Immunsystem
- Intakte Gefäße und gute Herzleistung

- Richtige Bewegung und passende Sportarten
- Sinnvoll gestaltete Entspannung und Freizeit
- Positives Mindset und bejahende Grundeinstellung
- Sinnvolle medizinisch-ärztliche Vorsorge

Mit dem **LLL**-Konzept will ich den viel strapazierten Begriff des „Empowerments", also der Ermächtigung, neu definieren: **LLL** soll Ihnen das Selbstvertrauen geben, mit einigen einfachen Verhaltensweisen Ihre Gesundheit bewusst zu beeinflussen. Im Idealfall gelangen Sie zur Überzeugung, dass Ihr Leben eine entscheidende Verlängerung und Erleichterung erfahren kann – und das aus Ihrer eigenen Kraft: Sie werden selbst wirksam.

In sieben Kapiteln – den sieben **LLL**-Säulen – erhalten Sie ein langfristig wirksames Rüstzeug für Ihren Alltag, erkennen die wichtigsten Zusammenhänge und müssen sich nicht bei jeder Gelegenheit mit neuen Konzepten oder Moden befassen oder gar verunsichern lassen. Was Sie in diesem Buch erfahren, ist die Essenz dessen, was Sie für Ihren Lebensalltag wissen müssen.

An dieser Stelle ist eine ärztliche Anmerkung nötig: Die Empfehlungen und Tipps in diesem Buch sind grundsätzlicher Art. Spezifische Erkrankungen, Allergien oder Unverträglichkeiten werden nicht eigens behandelt. Als mündiger Leser sind Sie gut beraten – dazu wird jeder verantwortungsvolle Arzt anregen – eine zweite Meinung einzuholen, im Idealfall von Ihrem behandelnden Arzt. Gemeinsam können Sie so manchen Ratschlag aus diesem Buch an Ihre individuellen Bedürfnisse anpassen.

1. KAPITEL
ERNÄHRUNG UND VERDAUUNG

Ernährung und Verdauung

Zwei zeitlos gültige Sprichwörter sagen uns bereits das Wichtigste über die Bedeutung unserer Ernährung für die Gesundheit: „Du bist, was du isst“ und „Nahrung ist die erste Medizin“. Bei allen Überlegungen zur Ernährung und Verdauung stehen diese Gedanken bei mir immer an erster Stelle. So wichtig sind Ernährung und Verdauung für unsere Gesundheit, dass dieses Kapitel auch gleich das längste in diesem Buch ist. Die richtige Ernährung hilft, chronische Krankheiten wie Übergewicht, Diabetes, Fettleber oder Bluthochdruck zu verhindern bzw. einzudämmen.

Aber wie versprochen, gibt es zu Beginn eine kompakte Sammlung von ärztlichen Empfehlungen, gewissermaßen mein Grundrezept für ein längeres, leichteres Leben.

Die LLL-Tipps für Ihre Ernährung

1. Trinken Sie gleich nach dem Aufstehen ein Viertelliterglas Wasser, gern auch mit einem Schuss Apfelessig oder frisch gepresstem Zitronensaft darin. Noch vor dem Frühstück trinken Sie ein zweites Glas. Trinken Sie über den Tag verteilt sechs weitere Viertellitergläser Wasser. Im Winter

dürfen es noch zwei zusätzliche Gläser sein (Heizungsluft ist trocken!) – und bei Hitze natürlich entsprechend noch mehr.

2 Stellen Sie Ihren Speisezettel grundsätzlich auf mediterrane Kost um. Die sogenannte „Mittelmeerdiät" ist nachweislich die gesündeste Ernährungsform. Hauptbestandteile dieser Kost sind Fisch, viel Gemüse, Hülsenfrüchte wie Bohnen und Linsen, Salate und besonders Olivenöl, das seit der Antike als eine Quelle der Gesundheit gilt. Eine typische mediterrane Woche könnte folgendermaßen aussehen:

- An 2 bis 3 Tagen Fisch und Krustentiere als Abendessen, dazu Brokkoli, Okra oder Kartoffeln als Beilage
- 1 bis 2-mal pro Woche Geflügel (weißes Fleisch) und Gemüsebeilagen
- Täglich Olivenöl (in Salaten, zu Antipasti, mit Brot und Salz, zum Braten und Kochen – bitte dafür nur das zum Kochen geeignete Öl verwenden)
- Täglich weißer Joghurt und (Schafs-)Käse mit Oliven (z. B. als Frühstück), auch Hafer und Joghurt sind eine gute Frühstückskombination
- 2-mal pro Woche Gemüse-Potpourri (Eintopf, blanchierter Brokkoli etc.) oder Minestrone (etwa zum Abendessen)
- 1 bis 2-mal Pasta (Vollkorn oder glutenfrei sind möglich und sinnvoll) oder Kartoffelauflauf
- Täglich Salate, möglichst gemischt und bunt! Am besten mittags ein gemischter Salat statt eines traditionellen Menüs mit Suppe, Hauptspeise und Nachtisch
- Beeren, Nüsse und fallweise Früchte (ein Apfel oder eine Banane als Zwischenmahlzeit)

- Tipp: Kalte, gekochte Kartoffeln vom Vortag
- Kleine Mengen von Baguette, Grissini, Fladenbrot etc. sind erlaubt; bevorzugen Sie Sauerteigbrot
- Wenn Süßes, dann dunkle Schokolade mit möglichst hohem Kakao-Anteil; die ist gesund

Das traditionelle Schnitzelessen bei der Oma oder die Kaffeepause mit Kollegen genießen Sie als amüsante Abwechslungen. Sagen Sie sich selbst in gelassener Überzeugung: „Die Mittelmeerdiät ist meine Ernährungsweise. Das Schnitzelessen ist die Ausnahme. Danach freue ich mich wieder auf leichte, gesunde Kost, die mir spürbar guttut."

3 Halten Sie stets fermentierte Lebensmittel zu Hause und essen Sie jeden Tag mindestens zwei Portionen davon. Die wichtigsten fermentierten Lebensmittel für eine gesunde Ernährung sind: weißer Joghurt, Sauer-, Butter- und Acidophilusmilch, Hartkäse, Schafskäse, Mozzarella, Parmesan, Kefir, Ayran, Kaffee, Sauerkraut, Sauerteigbrot und Brottrunk, Schokolade (je dunkler, desto besser), Kimchi (die koreanische Variante unseres Sauerkrauts – aber nicht sauer, sondern scharf), Bier (gern alkoholfrei, es zählen die darin enthaltenen Bitterstoffe und die durch die Gärung entstandenen Substanzen, nicht der Alkohol), fermentiertes Gemüse (Sauerkraut, manche sauren Gurken), Miso und Kombucha. Da ist etwas für jeden dabei.

Einige der oben genannten Lebensmittel sind auch präbiotisch – das heißt, sie beinhalten lebende Bakterien, die unser Verdauungssystem unterstützen. Dazu gehören etwa „echtes", also frisches, fermentiertes Sauerkraut oder Joghurt. Halten Sie für den Fall von Unwohlsein stets präbiotische Lebensmittel oder Probiotika aus der Apotheke bereit.

4. Egal, was Sie essen: Nehmen Sie sich Zeit dafür. Setzen Sie sich zu jeder Mahlzeit an einen dafür bestimmten Tisch.

5. Trinken Sie vor dem Essen ein Glas Wasser.

6. Essen Sie langsam, kauen Sie bewusst lange.

7. Hören Sie zu essen auf, wenn Sie das Gefühl haben, noch nicht ganz satt zu sein. Das Sättigungsgefühl folgt etwa 10 bis 15 Minuten später. Die meisten 100-jährigen Menschen der Welt leben auf der japanischen Insel Okinawa. Der dortige Leitspruch beim Essen: „Hara Hachi Bu" – was so viel heißt wie: den Magen beim Essen nicht ganz zu füllen.

8. Legen Sie Fast-Tage ein. Ein guter und dauerhaft zu haltender Modus ist das 2:5-Fasten: Sie essen z. B. am Montag und am Donnerstag nichts, sondern nehmen an diesen Tagen nur Flüssigkeit zu sich (Mit dem Arzt checken, ob es individuell auch für Sie in Ordnung ist.)

9. Trinken Sie wie die Italiener. Alkohol hat negative Wirkungen auf Ihre Gesundheit – und das bereits in weit geringeren Dosen, als man bisher annahm. Alkohol sollte deshalb nur gelegentlich und auch da nur in überschaubaren Mengen konsumiert werden. Aber wie viel Alkohol darf man aus medizinischer Sicht trinken? Es gibt dazu einfache Faustregeln. Eine davon ist von mir: Trinken wie die Italiener. Ich beobachte die italienische Lebensart seit vielen Jahren: Dort und allgemein in mediterranen Ländern ist Alkohol viel mehr ein Genuss- als ein Rauschmittel. Es wird weniger, dafür mit mehr Genuss getrunken. Besäufnisse im Freundeskreis sind eher tabu. Ein Achterl Rotwein zum Abendessen reicht den meisten.

Wenn Sie mehr trinken, hilft die 3x1-Abstinenzregel, alte Trinkgewohnheiten aufzubrechen:

Einen Tag pro Woche nichts trinken.

Eine Woche pro Monat nichts trinken.

Einen Monat im Jahr nichts trinken.

10. Verzichten Sie aufs Rauchen. Wir alle wissen es und es wurde dazu schon vieles gesagt: Rauchen ist schädlich. Ich erspare Ihnen und mir eine Nichtraucher-Predigt. Nur so viel: Falls Sie noch Raucher sind, versuchen Sie, möglichst wenig zu rauchen und in einem zweiten Schritt ganz damit aufzuhören.

Das war's im Grunde. Halten Sie sich für den Rest Ihres Lebens an diese Empfehlungen im Bereich Ernährung und Sie werden gesünder altern. Sie müssen nicht einmal wissen, warum das so ist! Sie können, wenn Sie wollen, zum nächsten Kapitel blättern.

Wenn Sie jedoch Interesse daran haben, etwas mehr in das Thema Ernährung einzutauchen, geht es auf den kommenden Seiten auf leicht verständliche Art in die Tiefe.

ERNÄHRUNG UND VERDAUUNG

VERTIEFENDES WISSEN

Was genau passiert bei der Ernährung?

Die Frage klingt einfach, die Antwort ist jedoch komplex. Kurz zusammengefasst kann man die Ernährung als den Treibstofflieferanten des Lebens bezeichnen. Letztlich läuft alles auf die Produktion von ATP hinaus (Adenosin-Triphosphat) – dieses Molekül wird in den „Kraftwerken der Zelle“, Mitochondrien genannt, produziert und versorgt den Organismus mit Energie. Die Mitochondrien stehen auch im Fokus der Alternsforschung, denn ihr Funktionsverlust ist ein wesentliches Merkmal des Alterungsprozesses. Darüber erfahren Sie im letzten Kapitel noch Genaueres.

„Nahrung ist die erste Medizin“ – dieses Zitat wird sinngemäß Hippokrates, dem berühmten griechischen Arzt aus der Antike, zugeschrieben. Und natürlich ist diese uralte Weisheit auch im Zeitalter der High-Tech-Medizin nach wie vor gültig. Es gibt keinen Ersatz für eine gesunde und natürliche Ernährung. Alle Versuche, die Ernährung von Grund auf zu modernisieren oder ganz neu zu gestalten, sind bisher gescheitert.

Gewisse, schon seit dem Altertum bekannte Nahrungsmittel und deren positive Wirkung haben ihren unveränderlichen Platz behalten. Der Mensch ist und bleibt, was er isst – auch dieser Spruch ist längst ein Allgemeinplatz geworden und gerade deswegen ebenso zeitlos gültig wie das oben genannte Zitat von Hippokrates.

Der Substanzen-Mix, den wir Nahrung nennen, muss in eine geschmacklich akzeptable Form gebracht werden. Niemand würde sich gerne nur von Stoffen ernähren, die man auch im Labor zusammenmischen könnte. Aber es geht freilich nicht nur um den Geschmack. Künstliche Ernährung funktioniert auf Dauer nicht; sie schadet sogar, wie man aus der Intensivmedizin weiß. Heute wird auf Intensivstationen auf eine möglichst frühe enterale Ernährung (also eine über die natürlichen Wege) geachtet, statt lange intravenös zu ernähren.

Was brauchen wir?

Die essenziellen Bestandteile unserer Ernährung sind Eiweiß, Fett, Zucker, Vitamine, Mineralien und Spurenelemente. Grundsätzlich ist es wichtig, dass wir auf eine eher eiweißbasierte, faserreiche und vor allem bunte Zusammenstellung unserer Speisen achten, die immer auch Fette, vor allem ungesättigte Fettsäuren, enthalten soll. Es gilt: Je bunter, desto besser.

Nun zu den LLL-Tipps vom Beginn dieses Kapitels: Sehen wir Punkt für Punkt genauer hin.

TIPP 1

Trinken Sie nach dem Aufstehen einen Viertelliter Wasser.

Den wichtigsten Anteil an unserer Ernährung hat Wasser. Der Mensch besteht zu etwa 70 Prozent daraus und benötigt es deshalb in großen Mengen. Ein Leben ohne Wasser ist nicht länger als zehn bis maximal vierzehn Tage aufrecht zu erhalten. Als weitere Bestandteile unseres „Treibstoffs“ kommen Eiweiß, Zucker und Fette hinzu. Vitamine und Spurenelemente komplettieren unsere Ernährung.

Die Flüssigkeitszufuhr erleichtert die Verdauung. Genügend Wasser zu trinken ist ein wichtiger Schlüssel zu einer guten Verdauung: Unser Darm braucht Flüssigkeit, um den Nahrungsbrei gut durchmischen zu können – und unser Körper benötigt das Wasser, um gut zu funktionieren.

Wir brauchen als Erwachsene etwa zwei bis drei Liter Wasser pro Tag. Viele von uns kommen aber nicht immer auf diese Menge: Der Alltagsstress beschleunigt nicht nur das Essen, sondern reduziert auch bei vielen Menschen die Zeit fürs Trinken – oder lässt sie ganz darauf vergessen.

Mit zunehmendem Alter nimmt auch noch das Durstgefühl ab. Der Darm saugt sich aber die benötigte Menge Flüssigkeit aus dem Verdauungsbrei, sodass auch die Neigung zur Verstopfung zunimmt. Die mitunter üble Laune und ein Gefühl der Schwere verursachende Darmträgheit und auch die Neigung zu Blähungen können durch Flüssigkeitsmangel verstärkt werden.

Diesem Problem kann man nur mit gezielter und ausreichender Flüssigkeitszufuhr begegnen. Am besten gelingt das, indem man sich Trinkregeln zurechtlegt: Gleich nach dem Aufstehen einen Viertelliter, noch besser einen halben Liter Wasser trinken, gern auch mit einem Schuss Apfelessig darin. Das belebt nicht nur die Sinne, sondern auch die Verdauung. Ein halber Liter Zitronenwasser in der Früh (ein Glas gleich nach dem Aufstehen, eines vor dem Frühstück) zeigt ebenfalls positive Effekte – vorausgesetzt, Sie pressen eine echte Zitrone frisch aus.

Eine Faustregel zur Optimierung des Flüssigkeitshaushaltes liegt in der Beobachtung der Urinfarbe: Ist dieser hellgelb oder fast wasserhell, haben Sie genug getrunken. Dunkelgelb ist ein Zeichen von Dehydratation, also von Austrocknung. In diesem Fall empfehle ich als Gegenmaßnahme, gleich mal einen halben Liter Wasser zu trinken.

Was gerne vergessen wird: Im Winter brauchen wir manchmal mehr Wasser als während der anderen Jahreszeiten. Die trockene Heizungsluft in Innenräumen fördert die sogenannte

Perspiratio insensibilis. So nennt sich der nicht spürbare Flüssigkeitsverlust über die Atemluft, die Schleimhäute und die Haut. Die Menge kann bis zu einem Liter pro Tag betragen!

TIPP 2

Stellen Sie Ihre Ernährung auf mediterrane Kost um

Warum gerade die Mittelmeerdiät? Da wir uns auf die *Leichtigkeit* im Leben fokussieren und diese fördern wollen, stellt diese Empfehlung kein absolutes Muss dar. Die mediterrane Kost bietet einfach eine gute Basis und genügend Abwechslung, um als Alltagskost gut zu funktionieren. Das „Diät" in „Mittelmeerdiät" bedeutet „Ernährungsweise", nicht – wie im Volksmund häufig zu hören – eine zeitlich beschränkte Essensumstellung.

Wir sollten uns von den Zwängen fixer und schematischer Diäten, die uns wie ein Korsett angelegt werden, generell lösen. Überdisziplinierte Formen der Ernährung lassen uns am Ende eher sauertöpfisch als erleichtert zurück. Vielmehr sollten wir beim Essen dauerhafte, leicht umsetzbare Grundsätze verinnerlichen und uns genussvolle Ausnahmen gönnen. Wie oft im Leben, ist beim Essen alles eine Frage der Dosis. Wenn die Prinzipien der mediterranen Kost eingehalten werden, sind Ausnahmen wie das vorhin erwähnte monatliche Schnitzelessen oder die Geburtstagsessen mit der Familie überhaupt kein Problem.

Was, wenn ich Fett verlieren will?

Freilich sind bei selbstgesteckten Zielen wie etwa „Ich will einen Fettabbau von fünf oder sieben Kilo erreichen" gewisse Regeln notwendig, aber nicht umsonst wird heutzutage von vielen Ernährungsberatern bei Programmen zum Fettabbau die Möglichkeit der sogenannten „Cheat Days – Schummeltage" eingebaut: Allzu strenge Diäten sind kontraproduktiv. Es gilt: Mehr Kalorien verbrauchen, als man zu sich nimmt. Das tägliche Kalorien-Defizit sollte jedoch überschaubar sein. Optimal fürs Abnehmen ist ein Tages-Minus von ca. 500 bis 800 Kalorien. Das entspricht etwa einem Stück Cremetorte oder einem großen Stück Cheese Cake (ca. 500 kcal), einem Big Mac von McDonald's (500 kcal) oder einer 450-g-Portion Lasagne (ca. 800 kcal).

Nicht vergessen, wir brauchen auch und gerade beim Abnehmen immer Proteine: 1,5–2 g pro kg Körpergewicht und Tag – das sind bei einem 70 kg schweren Menschen etwa 100–140 g reines Eiweiß am Tag. Damit Sie sich eine Vorstellung davon machen können, was dies bedeutet: 100 g Rind oder Huhn beinhalten fast 30 g reines Protein, ein Hühnerei 13 g, 100 g Räucherlachs etwas mehr als 20 g, 100 g Tofu nur 8 g, Linsen immerhin 11 g. Sie müssen also schon allein, um auf Ihre Proteine zu kommen, genügend gesunde Nahrungsmittel zu sich nehmen. Ab Seite 45 gehe ich näher auf das Thema Fettabbau ein.

Die mediterrane Kost als Diät-Hit

Generell gilt bei Wissenschaftlern heute die mediterrane Kost als die gesündeste Form der Ernährung. Das ist durch zahlreiche Studien bestätigt. Die Mittelmeer-Anrainer essen viel Salat und Fisch. Rohkost, Gemüse und Fisch sind die wichtigsten Bestandteile einer gesunden Ernährung – das ist von der Wissenschaft bereits ins Allgemeinwissen übergegangen.

Die Faserstoffe, Vitamine und Spurenelemente im Gemüse und in den Salaten, die präbiotischen und probiotischen Elemente der Mittelmeerkost (wie eingelegte Gurken oder Joghurt) und Fisch als Eiweißlieferant und Träger von guten Fetten bilden das Fundament einer gesunden Kost.

Zudem ist das im Süden aus der Ernährung gar nicht wegzudenkende Olivenöl ein wichtiges Reservoir an bekömmlichen und gesunden Substanzen.

Das A & O der Pflanzenöle

Olivenöl enthält wichtige Substanzen, die für uns Menschen verschiedene gesundheitlich positive Effekte haben können. Bei der Ernährung sollten pflanzliche Fette Vorrang haben. Im Mittelmeerraum ist das Olivenöl ein Kulturgut und nimmt bei den Speiseölen fast eine Monopolstellung ein. In unseren Breiten sind auch andere Öle bekannt. Geht man rein nach der Menge von gesunden Fettsäuren, die wir für verschiedene Funktionen brauchen, so sind Lein- und Rapsöl sogar die bessere Wahl.

Was Olivenöl jedoch auszeichnet, ist ein hoher Anteil gesunder Fette. Es enthält zu 75 Prozent sogenannte Omega-9-Fettsäuren (nicht zu verwechseln mit Omega-3- oder Omega-6-Fettsäuren, dazu später mehr). Das sind sogenannte „gute" Fettsäuren, die unter anderem in der Lage sind, das schädliche LDL-Cholesterin im Blut zu senken. Manche nativen, also mechanisch und nicht chemisch hergestellten Olivenöle haben auch einen hohen Anteil an Polyphenolen. Diese wirken als Antioxidantien, sind anti-entzündlich aktiv und können sogar Krebszellen hemmen. Täglich hochwertiges Olivenöl zu sich zu nehmen, zahlt sich in jedem Fall aus.

An dieser Stelle ein Exkurs zu Omega-Fettsäuren: Im Internet finden sich ellenlange Abhandlungen zu Omega-3-, Omega-6- und

Omega-9-Fettsäuren und ihren Untergruppen samt Erklärung der Unterschiede, meist auch genaue Angaben, in welchem Verhältnis die eine Omega-Fettsäure zu einer anderen im Körper steht und welche Vitamine man unbedingt zugleich zu sich nehmen soll, um eine optimale Wirkung zu erzielen.
Lassen Sie sich von all dem nicht verwirren. Das meiste müssen Sie gar nicht so genau wissen, etwa den chemischen Unterschied zwischen einfach und mehrfach ungesättigten Fettsäuren.

Die wichtigste Info für den Alltagsgebrauch: Einfach ungesättigte Fettsäuren sind stabiler, weshalb Pflanzenöle mit hohem Anteil einfach ungesättigter Fettsäuren (zum Beispiel Olivenöl) nicht so schnell schlecht werden wie Öle mit mehrfach ungesättigten Fettsäuren. Sie lassen sich auch besser erhitzen (als etwa Leinöl, bei dem das auf keinen Fall versucht werden sollte – das ist Gift für den Körper!).

Die für uns wichtigen Omega-Fettsäuren kurz und einfach erklärt:

Omega-3-Fettsäuren: Gut. Sie erfüllen viele wichtige Aufgaben in unserem Körper, besonders im Gehirn. Der Körper kann sie nicht selbst herstellen. Essen Sie deshalb möglichst viele Lebensmittel mit hohem Anteil an Omega-3-Fettsäuren. Diese finden Sie in fetten Fischen wie Lachs oder Hering, zu einem weit höheren Anteil jedoch in hochwertigem Rapsöl, Leinsamen und Leinöl sowie Walnüssen oder Walnussöl.

Omega-6-Fettsäuren: Gut, ABER … Diese Fettsäuren erfüllen im Körper ebenfalls wichtige Aufgaben, und auch diese können wir nicht selbst produzieren. Auch hier gilt deshalb: Die Aufnahme erfolgt über die Nahrung. Nun zum ABER: In zu großen

Mengen können diese Fettsäuren unter anderem entzündliche Prozesse und Gefäßverengung fördern. Die schlechte Nachricht: In der herkömmlichen Nahrung sind Omega-6-Fettsäuren in viel zu großen Mengen vorhanden – in fast allen Lebensmitteln, die mit billigen, verarbeiteten Pflanzenölen hergestellt werden, in Wurstwaren und Fleisch aus Massentierhaltung. Auch deshalb ist die Mittelmeerkost wärmstens empfohlen: Hier halten sich die Omega-6-Fettsäuren auf natürliche Weise zurück.

Omega-9-Fettsäuren: Gut. Wie bereits beschrieben, helfen sie unter anderem, schädliches Cholesterin im Blut zu senken. Der Körper kann diese Fettsäuren aus gesättigten Fettsäuren selbst bilden. Für eine cholesterinsenkende Wirkung ist aber die Zufuhr über die Nahrung hilfreich. Wichtig ist, dabei pflanzliche Lebensmittel zu bevorzugen – allen voran das bereits gelobte Olivenöl, weiters Haselnussöl, Avocados, Haselnüsse und Mandeln. Warum nur pflanzliche Quellen? In tierischen Fetten finden sich zwar ebenfalls Omega-9-Fettsäuren – hier gesellen sich jedoch stets Omega-6-Fettsäuren hinzu, und das wollen wir nicht.

Ein Wort zu den sogenannten Superfoods

Der Begriff ist relativ neu, klingt hip und modern. Tatsächlich bezeichnet dieses Wort etwas, das wir schon lange kennen. Superfoods sind Nahrungsmittel, die besonders viele Vitamine, Antioxidantien, gesunde Fette, hochwertige Proteine und Ballaststoffe enthalten. Aus diätologischer Sicht besitzen diese kleinen Helden herausragende Eigenschaften oder beinhalten sogar medizinisch wirksame Substanzen. In der Mittelmeerdiät, wie ich sie für Sie vorschlage, kommen gleich mehrere davon vor.

Die Einteilung, ob etwas ein Superfood ist oder nicht, erfolgt nach losen Kriterien, die wissenschaftlich nicht genau festgelegt sind.

Folgende Nahrungsmittel werden üblicherweise als Superfoods qualifiziert:

- Brokkoli und sämtliche Kreuzblütler (besonders bei Magenproblemen)
- Grüne Gemüse – sämtliche grüne Salate, Brennnessel, Löwenzahn, Rucola, grüne Bohnen …
- Kräuter wie Melisse, Oregano, Basilikum, Minze oder Petersilie
- Linsen
- Avocados
- Süßkartoffeln
- Gewürze wie Kurkuma, Ingwer
- Granatapfelkerne
- Spirulina- und andere Algenprodukte
- Gerstengras
- Radieschen, Meerrettich oder Radi, Kohlrabi
- Shiitake-Pilze
- Kürbiskerne
- Beeren und Traubenkerne (Kaufen Sie also ruhig Trauben mit Kernen.)
- Papaya (besonders bei chronischen Darmbeschwerden geeignet)
- Kalte (!) einheimische Kartoffeln. „Kalt“ bedeutet: Kartoffeln zuerst kochen, dann 12 Stunden stehen lassen. In dieser Zeit bildet sich in den Kartoffeln sogenannte resistente Stärke aus, die nicht nur weniger Kalorien hat, sondern gesund für die Darmbakterien ist.

Der Brokkoli ist aus medizinischer Sicht der Über-Star unter den Superfoods. Er enthält Sulforaphan, eine Substanz, die nachweislich gegen gewisse üble Bakterien wirkt – unter anderem gegen den weit verbreiteten Magenkeim *Helicobacter pylori.* Mit einer Kur aus Medikamenten (sogenannten Protonenpumpenhemmern) in Kombination mit Vitamin C, Lactobacillus und reichlich Brokkoli oder Brokkoli-Extrakt in Kapselform kann man den Helicobacter eliminieren. Näheres erörtere ich im Kapitel „Medizin und Vorsorge". Wir wissen außerdem aus Studien der Uni Heidelberg, dass Krebszellen durch Sulforaphan am Wachstum gehindert werden können – etwa bei Prostata-Krebs.

Superfoods sollten aus biologischer oder naturbelassener Landwirtschaft stammen. Sie müssen nicht unbedingt aus fernen Ländern eingeführt werden oder als Heilpflanze daherkommen – grundsätzlich sind es normale Nahrungsmittel, von denen es – wie wir anhand der Aufzählung sehen – genügend in Mitteleuropa gibt.

An dieser Stelle möchte ich eine große Klammer aufmachen: Wir sollten über den Verdauungsprozess sprechen. Sie sollen wissen, wie unser Verdauungssystem eigentlich funktioniert, bevor wir den nächsten Punkt auf unserer Liste besprechen.

KLAMMER AUF: DIE VERDAUUNG

Das Verdauungssystem

Unser Verdauungssystem reicht definitionsgemäß von den Lippen bis zum After. Das heißt, die Verdauung beginnt im Mund. Zähne, Zunge, Mundschleimhaut und Speicheldrüsen sowie die Mandeln (Tonsillen) gehören dazu – und auch die Nase ist beteiligt, weil wir die Luft und den Geruchssinn benötigen, um überhaupt etwas richtig schmecken zu können.

Zurück zum Start: dem Mund. Es ist der erste Bissen, den man in den Mund nimmt. Mit diesem Bissen beginnt Ernährung und Verdauung, mit ihm steht und fällt alles Weitere – gesund oder ungesund, gut oder schlecht, bekömmlich oder im Magen liegen bleibend.

Das Gebiss des Menschen ist aus biologischer Sicht das Kauwerkzeug eines Allesfressers, was aber nicht heißt, dass jeder von uns alles essen muss. Wir können als „Pflanzenfresser" sehr gut überleben, viele Vegetarier sind sogar gesünder als Alles-Esser, wenn sie besonders auf gesunde Ernährung achten.

Das Gebiss ist dazu da, die Nahrung mechanisch zu zerkleinern, und zwar so gut wie möglich. Langsames und gutes Kauen ist daher für eine gute Verdauung unerlässlich. Über den Speichel gelangen auch Enzyme (z. B. Amylase) in die aufgenommene Nahrung. Als kleine Katalysatoren machen sie viele biochemische Prozesse im Körper, vor allem im Stoffwechsel, erst möglich.

Im Mund leben unzählige Bakterien, die für die Verdauung ebenfalls wichtig sind. Der Mund hat eine eigene Keimflora, die unsere Mundschleimhaut und das Zahnfleisch besiedelt. Einen sterilen Mundbereich gibt es nicht – das wäre aus medizinischer und biologischer Sicht auch nicht zweckmäßig. Die Mandeln (Tonsillen) etwa, die in früheren Zeiten leider zu oft bereits im

Kindesalter entfernt wurden, wirken als Immunorgane, die im Rachen einen Abwehrring bilden und den Erstkontakt mit Erregern aller Art durchführen. Sie können das Immunsystem bereits in Gang setzen, wenn schädliche Keime in der Nahrung oder in aufgenommenen Flüssigkeiten enthalten sind.

Der erste Schritt ist getan

Nach dem Kauen und Schlucken wandert der Speisebrei in die Speiseröhre und durch die Peristaltik. Diese Muskelbewegungen der Speiseröhre schieben den Nahrungsbrei weiter. Auch das Magenknurren bei starkem Hunger wird übrigens durch die Peristaltik verursacht. Ist der Nahrungsbrei im Magen angelangt, kommt er dort in Kontakt mit der Säure des Magens.

Die Magensäure dient einerseits als Abwehrsubstanz, um krankmachende Erreger abzutöten, andererseits findet durch die Säure der nächste Schritt der Verdauung und die Zerkleinerung der Nahrungsbestandteile statt. Durch die erwähnte Peristaltik wurde die Nahrung bereits durchmischt. Neben der Salzsäure des Magens kommt noch ein besonderes Enzym hinzu, das Pepsin, das neben der Säure ebenfalls im Magen gebildet wird und der Verdauung von Proteinen dient. Dieses wird damit schon im Magen in größere Fragmente zerlegt.

Warum verätzt die Säure den Magen nicht …

Ich werde in meiner Praxis immer wieder gefragt, warum die Magensäure dem Magen nichts anhaben, aber dafür in der Speiseröhre Sodbrennen verursachen kann. Die Antwort ist einfach: Spezielle Zellen (die Nebenzellen) bilden eine säureresistente Schleimschicht, die den Magen innen auskleidet und schützt.

In der Speiseröhre ist die Schleimhaut anders zusammengesetzt; hier fehlt der Schutzfilm. Relativ häufig ist der Sphinkter (der untere Schließmuskel der Speiseröhre) gestört oder geschwächt – dadurch gelangt Magensaft in die Speiseröhre und richtet dort Schaden wie Reflux oder Entzündungen an.

... und warum manchmal doch?

Wenn der Schutzfilm im Magen stellenweise ausfällt, kommt es zu einer schmerzhaften Gastritis oder zu Magengeschwüren. Auslöser dafür können virale oder bakterielle Infekte sein (etwa der häufig vorkommende Magenkeim *Helicobacter pylori*) oder zu viel hochprozentiger Alkohol – aber auch Dauerstress, Sorgen oder bestimmte Medikamente wie etwa Diclofenac oder Acetylsalicylsäure. „Mir liegt etwas im Magen" oder „Das stößt mir sauer auf" sind typische Äußerungen im Volksmund, die einen realen Hintergrund haben.

Die eigentliche Nährstoff-Aufnahme

Im Zwölffingerdarm – auf Latein „Duodenum" –, dem Beginn des bis zu vier Meter langen Dünndarms, beginnt ein wahres Verdauungs-Feuerwerk: Zum Speisebrei gesellt sich nun die Gallenflüssigkeit. Sie dient vorwiegend der Fettverdauung und wird in der Leber gebildet – bis zu einem Liter, jeden Tag. Wenn Menschen umgangssprachlich von der „Galle" sprechen, meinen sie fast immer die Gallenblase, und viele glauben, die Gallenblase produziere auch die Gallenflüssigkeit. Medizinisch ist das nicht korrekt. Die Gallenblase ist nur das Reservoir für die Gallenflüssigkeit – übrigens eine lebensnotwendige Substanz; ohne Galle könnten wir gar nicht existieren.

Zugleich mit der Gallenflüssigkeit nehmen im Duodenum auch die Enzyme der Bauchspeicheldrüse (*Pankreas*) ihre Arbeit auf. Ein Enzym ist eine Substanz, die wie ein Katalysator wirkt: Es unterstützt und beschleunigt einen chemischen Prozess, verändert sich selbst dabei aber nicht. Die beiden wichtigsten Enzyme des Pankreas nennen wir Amylase und Lipase. Dieses hochpotente Gemisch knackt nun Zucker-, Fett- und Proteinfragmente im Speisebrei und bereitet deren Aufnahme in die Darmwand vor. Zusätzlich produziert das Pankreas ein schützendes Sekret, damit nicht auch die Darmwand „angedaut" wird.

Der Dünndarm ist der Ort der Resorption, also der Aufnahme der Nährstoffe. Die nun bereits auf Molekülgröße fragmentierte Nahrung wird in die Schleimhaut aufgenommen, in die Lymphe und schließlich über kleinste Blutgefäße in den Körper transportiert. Der Schleim selbst, auch Mucus genannt, hat dabei unter anderem die Aufgabe, Krankheitserreger abzuwehren – die Feinde kommen durch die Mucus-Schicht kaum durch.

Das Mikrobiom schaltet sich dazu

Nun wird zum ersten Mal das Mikrobiom, auch Mikrobiota genannt, aktiv. Früher sagte man „Darmflora" dazu: eine Vielfalt von Keimen und Kleinst-Lebewesen, die vor allem den unteren Dünndarm und den Dickdarm bevölkern. Der Begriff „Mikrobiom" umfasst jedoch nicht nur die Mikrobiota, sondern auch die Gene, Stoffwechselprodukte und anderes. Die „guten" Bakterien des Mikrobioms helfen beim Transport des Nahrungsbreis und sammeln daraus Nährstoffe und immunologische Informationen.

Dieses hochinteressante komplexe Gebilde stellt gemeinsam mit der Anatomie und der Physiologie der Verdauung eines der wichtigsten Steuerungsinstrumente unseres Stoffwechsels und unseres Immunsystems, aber auch unserer Psyche dar. Manche sagen, das Mikrobiom sei sogar der wahre „Herr im Haus" sei und das Ich – also der Geist und der Intellekt – unbewusst davon gesteuert wird.

Unser Wissen über das Mikrobiom wächst

Wir wissen heute, dass bestimmte traditionelle Nahrungsmittel weniger bekömmlich sind als andere althergebrachte Speisen. Wir sind auch dabei, tiefer in die Erkundung des Mikrobioms einzutreten. Möglicherweise finden wir hier in den kommenden Jahren den Schlüssel zur Behandlung vieler chronischer Krankheiten.

Bereits jetzt können wir davon ausgehen, dass unser Mikrobiom gewissermaßen als eigenes „Organ" zu sehen ist, das in der Medizin lange Zeit nicht erkannt und folglich nahezu ignoriert wurde. Wer weiß, vielleicht ist unser Mikrobiom gar das Äquivalent zum „Es", das Sigmund Freud schon vor 150 Jahren als die maßgebliche Entität unserer individuellen Persönlichkeit erkannte. Die medizinischen Erkenntnisse zum Mikrobiom sind zum Großteil neu und kommen in vielen der bisherigen Gesundheitsratgeber noch gar nicht oder nur am Rande vor.

Die Mikrobiota besteht aus über 1000 verschiedenen Bakterienarten, die insgesamt 100 Billionen Bakterien umfassen; dazu kommen auch Viren und Hefearten, das wissen wir aus neueren Studien. Die Gesamtmasse dieses in uns lebenden Kollektivs von Organismen beträgt etwa 1,5 bis 2 kg. Die Vielfalt der Arten garantiert uns eine funktionierende Verdauung und ein gutes Immunsystem. (Der berüchtigte Hefepilz Candida, der manchmal für Ärger sorgt, ist übrigens ein natürlicher Bestandteil der Mikrobiota und nicht prinzipiell schlecht, wie oft geglaubt wird. Beim Candida-Pilz kommt es immer auf die Menge an; ein gewisser Prozentsatz ist für uns sogar notwendig.)

Die Mikrobiota ist unter anderem auch für die Komplettierung bestimmter Vitamine und für die Herstellung gewisser Transmitter-Substanzen zuständig und steht dadurch mit der Innen- und Außenwelt in regem Austausch. Über Botenstoffe steuert die Mikrobiota sowohl das Immunsystem und die Verdauung als auch einige Bereiche in unserem Hirn.

Würde man die Mikrobiota komplett ausschalten, hätten wir noch etwa 48 bis 72 Stunden zu leben. Dann wäre es aus mit uns. Wir sehen: Die Zusammensetzung und überhaupt die Existenz dieser früher „Darmflora" genannten Einheit hat wesentlichen Einfluss auf unsere Gesundheit.

Dick oder dünn, Diabetes oder nicht – mitunter eine Frage der Bakterienwelt im Darm

Die Mikrobiota entscheidet darüber, ob wir gute oder schlechte Futterverwerter sind. Bestimmte Bakterienarten spielen hier eine große Rolle. So werden etwa die Firmicutes mittlerweile als vermutliche Dickmacher bezeichnet. Im Darm von Übergewichtigen leben deutlich mehr dieser Bakterien. Bei Normal- und Untergewichtigen wiederum kommen die Gruppen der Bacteroidetes genannten Bakterien vermehrt vor.

Wir können aber noch nicht exakt sagen, was Korrelation und was Kausalität ist: Haben Übergewichtige mehr „schlechte" Keime und sind sie deswegen übergewichtig? Oder vermehren sich die als Dickmacher verdächtigen Bakterien bei den übergewichtigen Menschen eher, weil sie sich lange anders ernährt haben? Die Mikrobiota-Forschung ist sehr komplex, weil die Diversität der Keime so groß ist. Jeder Mensch besitzt eine andere Darmflora. Es ist daher nicht so einfach, klare wissenschaftliche Ergebnisse zu erzielen. Es gibt dazu viele Studien, aber zu unserem Leidwesen auch widersprüchliche Daten.

Wir haben die „Smoking gun" noch nicht gefunden

Leider ist es uns deshalb noch nicht gelungen, alle krankmachenden Eigenschaften der verschiedenen Keime zu erforschen und etwa gezielt eine nachhaltige Umstellung der Mikrobiota zur Gewichtsabnahme zu erreichen – wenngleich es bereits Therapieansätze gibt. Man kann aber immer versuchen, zum Abnehmen unterstützend Keime wie Bifidobakterien, den sehr wichtigen Keim *Lactobacillus rhamnosus* oder *Lactobacillus gasseri* zuzuführen. Ein positiver Effekt ist fast immer festzustellen.

Auch Diabetes Typ 2 wird von vielen Wissenschaftlern als Folge einer pathologisch zusammengesetzten Darmflora gesehen. In Forschungsarbeiten hat sich gezeigt, dass Typ-2-Diabetiker eine andere Mikrobiota haben als Gesunde. Auch hier laufen viele Studien und therapeutische Ansätze, über die Keime und über die Zufuhr von Probiotika eine Besserung der Stoffwechselsituation herbeizuführen.

Sollte es eines Tages gelingen, ganz individuell und gezielt die Mikrobiota von Diabetikern und Übergewichtigen zu ändern, könnten wir vielleicht die weltweiten Pandemien Adipositas – starkes Übergewicht – und Diabetes Typ 2 heilen. Zwei der größten gesundheitlichen Probleme der heutigen Menschheit wären gelöst.

Bakterien können depressiv machen

Die Mikrobiota steuert nicht nur unsere Verdauung und unser Körpergewicht, sie hat auch Befehlsgewalt über unsere Stimmung. Über die Bauch-Hirn-Achse übt sie nachweisliche Effekte auf unsere Befindlichkeit aus. Deshalb gibt es auch den recht neuen Begriff „Psychobiotika" – Keime, die nachweisliche Auswirkungen auf unsere Psyche haben. Wie immer gibt es auch hier jedoch gute und schlechte Keime.

Die guten Keime sind jene, die ich vorhin aufzählte. Sie sind die „Helden der Darmflora". Die schlechten Bakterien haben unaussprechliche Namen wie Christensencellaceae oder Lachnospiraceae und schaden unserer Stimmung dadurch, dass sie die Produktion und Wirkung von wichtigen Botenstoffen nachteilig beeinflussen.

Im positiven Sinn „psychobiotisch" wirken – wie bereits erwähnt – Laktobazillen und Bifidusbakterien, die in jedem weißen Joghurt zu finden sind. Auch Keime wie Akkermansia haben eine gute Wirkung. Bei Stimmungsschwankungen ist es deshalb auf jeden Fall gut, probiotische Substanzen in den Speiseplan einzubauen – und sei es, indem man den täglichen Joghurt- und Sauermilch-Konsum deutlich erhöht.

Wie können wir das Mikrobiom allgemein unterstützen? Natürlich durch die Ernährung. Deshalb auch die zu Beginn dieses Kapitels genannte Liste zur Ernährung.

Wie ein Wald, der aufgeforstet wird

Die Mikrobiota mit ihrer kaum vorstellbaren Vielfalt an Keimen, Pilzen und Viren ist im Kleinen, was etwa der Regenwald oder Wälder allgemein im Großen darstellen. Wenn im Wald zu sehr ausgeholzt wird oder der Wildbestand überhandnimmt und die Jungtriebe weggefressen werden, wenn Brandrodungen stattfinden oder der Borkenkäfer einfällt, dann bekommt jeder Wald ziemlich bald ein gewaltiges Problem. Kippt die Flora, ergeben sich nachhaltige und schwer zu behebenden Störungen.

Wir sind die Förster unseres Darms. Wir haben es in der Hand, durch die Zufuhr geeigneter Lebensmittel eine gesunde Mikrobiota zu bewahren oder wiederherzustellen. Die Experten zur „Wiederaufforstung" sind Ernährungswissenschaftler und Ärzte – sie können helfen, wenn es zu gröberen Störungen im Mikrobiom gekommen ist.

Heute müssen wir mehr auf unser Mikrobiom achten als in früheren Zeiten, denn es war noch nie so gefährdet wie heute: Fast Food, Fertigprodukte, Stabilisatoren, aber auch der Hygienewahn, die Fertig-Zucker, die Zuckerersatzstoffe und nicht zuletzt manche Medikamente können unser Innenleben massiv schädigen. Was wir zu uns nehmen und *wie* wir es zu uns nehmen, ist dabei essenziell.

Und nun zurück zum Dünndarm. Der ist nämlich auch ohne Mikrobiom hochspannend.

Der Oberflächen-Gigant: unser Dünndarm

Die Zottenstruktur des Dünndarms ist nur hier zu finden. Zotten – kleine Erhebungen – und Krypten – die Vertiefungen dazwischen – vergrößern die Oberfläche des Dünndarms enorm. Es sieht ein bisschen so aus wie manche Korallenarten. Die Zotten sind Millionen von kleinsten und mit freiem Auge kaum sichtbare Ausstülpungen der zusätzlich gefalteten Schleimhaut, wodurch die Resorptionsfläche enorm vergrößert wird – auf 400 bis 500 Quadratmeter! Das alles ist auf engstem Raum zusammengefaltet in unserem Bauch – kaum vorstellbar, aber unser anatomisch-physiologischer Verdauungs-Alltag.

Gerade weil diese Aufnahmefläche so riesig ist, muss die Nahrung schon ausreichend zerkleinert aus dem Mund beziehungsweise aus dem Magen ins Duodenum und den restlichen Dünndarm gelangen. Wenn das nicht der Fall ist, kommt es zu überschießenden Gärungs- und Fäulnisprozessen, die Blähungen verursachen können. Der Darm kann sich nicht anders helfen; er muss über diese Prozesse versuchen, die Nahrung so zu verändern, dass sie resorbiert werden kann. Daher immer dran denken: Die Verdauung beginnt im Mund.

Der Blinddarm

Wenn der Speisebrei den Dünndarm passiert hat, gelangt er in den Blinddarm, auch Caecum genannt. Das ist der Beginn des Dickdarms im rechten Unterbauch. An dieser Stelle gilt es einen Irrtum aufzuklären: Der landläufig und im Volksmund als Blinddarm bezeichnete Teil des Darms ist in Wirklichkeit ein etwa 10 cm langer Wurmfortsatz, auch Appendix genannt, dessen immunologisch hochaktives Feingewebe eng mit den Mandeln, also den Tonsillen, verwandt ist. Der tatsächliche Blinddarm ist wie gesagt ein Abschnitt des Darms am Beginn des Dickdarms.

Im Blinddarm finden wir die höchste Dichte und Diversität an Bakterien. Hier liegt gewissermaßen die Zentrale des Mikrobioms, die nicht nur für die Verdauung notwendig ist, sondern auch für die immunologische Abwehr von Fremdkeimen. 70 Prozent unseres Immunsystems befinden sich im Darm – ein Großteil davon wird vom Mikrobiom gebildet. Im Blinddarm kommt der Speisebrei in Kontakt mit Milliarden verschiedener Lebewesen: Bakterien, Pilze und auch Viren. Jedes davon erfüllt eine bestimmte Aufgabe, um alles Verwertbare in den Körper aufzunehmen und den Rest weiterzuleiten. Danach geht es weiter Richtung Dickdarm – auch Colon genannt – und Mastdarm, dem Sigma. Wir können uns das Colon wie ein verkehrtes U vorstellen; das anschließende Sigma ist ein geschwungener, oft verschlungener Teil des Dickdarms im linken Unterbauch, der im letzten Teil des Darms, dem Rektum, endet.

Dem Rektum vorgeschaltet ist die sogenannte Ampulle, wo der inzwischen zu Stuhl gewordene Rest des Speisebreis erst mal gesammelt wird, damit wir nicht ständig aufs WC müssen. Was noch am Tag zuvor ein köstliches Mahl war – eine Pizza, ein Steak oder eine Salat-Bowl –, ist nun durch die geschilderten Prozesse zum Stuhl geworden. Dieser besteht aus unverdaulichen Elementen, aber auch Toxinen, also giftigen Substanzen. Beides muss aus dem Körper ausgeschieden werden. Dabei hilft uns der Analmuskel, durch den wir die Kontrolle darüber behalten, wann und wo wir das stille Örtchen aufsuchen. Hier endet der Verdauungsvorgang – mit der Betätigung der Spülung.

Stuhlfrequenz und Gesundheit

Die Häufigkeit des Stuhlgangs schwankt zwischen dreimal am Tag und dreimal pro Woche. Die gesündeste Konsistenz des Stuhls wird als eher fest und wurstförmig beschrieben. Im Durchschnitt liegt die Frequenz bei ein bis zwei WC-Gängen täglich.

Neuere Studien zeigen, dass längere Intervalle beim Stuhlgang zu einem erhöhten Risiko für chronische Erkrankungen führen können. Die chronische Verstopfung dürfte durch die dadurch entstehende Neigung zur Ansammlung toxischer

Stoffwechselprodukte wie Indoxyl und verschiedener Schwefelverbindungen – auch „Sulfate" genannt – das Risiko für chronische Nierenprobleme begünstigen. Der Darm hat also in vielen Dingen seine Finger drin.

Wir sehen nun, wie wichtig es war, uns die Verdauung genauer anzusehen und die Zusammenhänge mit den eingangs gelisteten Empfehlungen zu erkennen. Womit wir zum nächsten Tipp übergehen können. Klammer zu.)

Wo waren wir noch mal? Richtig, bei Tipp Nummer 3:

TIPP 3

Halten Sie stets fermentierte Lebensmittel zu Hause.

Wer aus der zu Beginn dieses Kapitels gelisteten, breiten Palette an fermentierten Lebensmitteln täglich etwas zu sich nimmt, festigt sein Fundament für eine gesunde Bakterienwelt im Darm. Diese ist für das Immunsystem und ein gutes Funktionieren unserer Verdauung essenziell. Fermentierte Nahrungsmittel erlangen bei ihrer Herstellung durch enzymatische Prozesse eine besondere Eigenschaft: Sie bilden die Ernährungssubstanzen für unsere Darmflora. Unsere lebensnotwendigen Darmkeime profitieren enorm von diesen Substanzen; ihre Vielfalt wird nachhaltig gefördert. Mehr über den Darm gibt es später in diesem Kapitel.

Wer sich zu einem guten Teil von mediterraner Kost, fermentierten Produkten und Superfoods ernährt, hat meist ein sehr gut aufgestelltes Mikrobiom (= Darmflora) und damit eine solide Basis für ein gesundes Leben.

Von fermentiert zu probiotisch

Manche fermentierten Lebensmittel enthalten gesunde Bakterien. Diese sind in Lebensmitteln enthalten. Nahrungsmittel mit hohem Anteil solcher Keime nennt man probiotisch. Es gibt auch hilfreiche Bakterien, die anderswo vorkommen und eigens zur Herstellung von probiotischen Lebensmitteln verwendet werden. Solche Bakterien sind auch in konzentrierter Form in Kapsel- oder Pulverform in Apotheken und Reformhäusern erhältlich. Man nennt sie dann Probiotika. (Nicht zu verwechseln mit den sogenannten Präbiotika: Das sind Nahrungsmittel, die unsere guten Darmkeime ernähren. Dazu gehören unter anderem Wurzelgemüse, Zwiebeln, Vollkorngetreide, Hülsenfrüchte und die bereits erwähnten kalten Kartoffeln.)

Als mit großer Sicherheit hilfreich für den Darm gelten heute folgende Keime:

- Lactobacillus rhamnosus – enthalten in Milch und Milchprodukten
- Lactobacillus acidophilus – wird Sauermilchprodukten zugesetzt
- Enterococcus faecium – kommt natürlich im Darm vor, wird konzentriert in Kapselform eingesetzt (etwa nach Krankheit)
- Bifidobakterium infantis – kommt natürlich im Darm vor (besonders bei Säuglingen, die es über die Muttermilch erhalten) und wird in Form von Kapseln eingesetzt.
- Saccharomyces boulardii – kein Bakterium, sondern ein Hefepilz; wird ebenfalls für die Sanierung der Darmflora verwendet

Wenn sich trotz einer Ernährung nach der Mittelmeerdiät und mit fermentierten Produkten Verdauungsstörungen im Sinne von Blähungen, Verstopfung, Durchfällen, Unwohlsein oder auch chronische und sonst nicht erklärbare Hautprobleme, Stimmungsschwankungen, Infektanfälligkeit und Müdigkeitszustände auftreten, kann man versuchen, mit Probiotika den eigenen Bakterien auf die Sprünge zu helfen.

Es gibt mittlerweile eine Unzahl von Probiotika in Apotheken und Onlineshops; die Auswahl ist entsprechend schwer. Einige Merkmale, die die guten von den weniger guten Probiotika unterscheiden, kann man jedoch klar benennen: Entscheidend ist neben der Qualität auch die Keimart oder die Kombination von Keimen und vor allem die Anzahl der Keime pro Kapsel, die in CFU (colony forming units) oder KBE oder als reine Zahl angegeben wird. Es gilt: Je mehr gute Keime, desto besser. Wenn Sie gleich mehrere der vorhin aufgelisteten Keime oder den Hefepilz finden, ist das gut.

Der guten Ordnung halber sei noch ein Probiotikum erwähnt, das nirgendwo natürlich vorkommt und als einziges Probiotikum als Medikament zugelassen ist: Escherichia coli Nissle. Dieses bekommen Sie jedoch nur vom Arzt verschrieben.

TIPP 4

Egal, was Sie essen – nehmen Sie sich Zeit: Starten Sie mit langsamem Essen.

Langsames Essen und bewusstes Kauen haben mehrere Vorteile: Es verstärkt Ihren Genuss beim Essen und es erleichtert Ihrem Magen die Arbeit. Wenn Sie die Langsamkeit in Ihre Essgewohnheiten einbauen, werden Sie automatisch auch eher weniger essen, weil ein gewisses Sättigungsgefühl schon früh eintritt. Denken Sie an die vielen Hundertjährigen in Okinawa: *Hara Hachi Bu!* (= den Magen nicht ganz anfüllen).

Falls Sie Fett abbauen wollen, ist diese mechanische Maßnahme Grundbedingung für Ihr Vorhaben. Aber Achtung, es erfordert zu Beginn etwas Konzentration und Übung. Man muss sich vor jeder Mahlzeit die Bedächtigkeit vornehmen und immer wieder trainieren. Am besten, Sie trinken vor jeder Mahlzeit ein großes Glas Wasser; das kann auch einem Heißhunger seine Heftigkeit nehmen und das Umlernen erleichtern.

Zu rasches „Reinschaufeln" kann Blähungen und Oberbauchbeschwerden verursachen. Ebenso haben Menschen, die zu schnell essen, ein erhöhtes Risiko für Stoffwechselerkrankungen wie Diabetes, erhöhte Blutfettwerte oder Übergewicht.

Auch das sogenannte Roemheld-Syndrom kommt bei Schnell-Essern vor: Herzrhythmusstörungen und Beklemmungen nach dem Essen. Die Symptome können gelegentlich sogar herzinfarktähnlich wirken, haben aber zum Glück mit einer Herzerkrankung nichts zu tun, sondern sind mechanisch bedingte Irritationen durch zu viel Luft im Bauch oder auch durch Rückfluss vom Magensaft in die Speiseröhre. Mittlerweile gibt es auch wissenschaftliche Daten, die nahelegen, dass die Schnell-Esser ein erhöhtes Risiko haben, Diabetes Typ 2 zu bekommen oder an Hypertonie zu leiden.

TIPPS 5 und 6

In meinem langen Einschub zur Verdauung wurde die Bedeutung dieser Tipps erfasst. Gehen wir also gleich weiter zu Tipp Nummer 7.

TIPP 7

Legen Sie Fasttage ein

Wenn man über Ernährung und deren gute und schlechte Varianten redet, kommt man nicht umhin, auch die Nicht-Ernährung, nämlich das Fasten, zu besprechen. Eine ganzheitliche und gesundheitsorientierte Ernährung ist letzten Endes eine Art Yin-Yang-System, das nicht nur das Essen, sondern eben auch das Fasten beinhaltet.

Wir wissen, dass Fasten nicht nur eine psychologisch als reinigende Funktion empfundene Eigenschaft hat, sondern natürlich auch fettabbauend wirkt und überdies das Immunsystem verstärkt. Durch das Fasten werden nämlich auch die Immunzellen im Darm und die Mikrobiota angeregt; das Immunsystem wird dadurch verbessert – das wurde in Studien nachgewiesen.

Kurzfristige Phasen des Fastens tun unserer Mikrobiota, also unserer Darmflora, sehr gut: Durch das Weglassen von Nahrungsmitteln ist schon nach 24 Stunden eine Aktivierung des Immunsystems im Darmtrakt festzustellen. Dieser Mechanismus stammt aus der Urzeit: Während des Fastens schaltet der Körper in den Alarm-Modus. Für eine kurze Zeit ist das sogar gesundheitsfördernd, aber länger als ein bis zwei Tage eine Nulldiät einzuhalten ist nicht ideal, weil die völlige Nahrungs-Abstinenz immer auch zum Abbau von Muskeln führt – und das gilt es unbedingt zu vermeiden. Muskelmasse ist etwa 12 Prozent schwerer als Fett; die Waage kann also rasch Erfolge beim „totalen" Fasten anzeigen, weil der Körper beginnt, Muskelmasse vor oder gleichzeitig mit den Fettdepots abzubauen.

Regelmäßiges kontrolliertes Fasten kann aus medizinischer Sicht auch lebensverlängernde Wirkungen haben. Unsere Vorfahren hatten oft tagelang oder sogar wochenlang nichts zu essen. Der Organismus hat im Laufe der Jahrmillionen gewisse Reaktionen entwickelt, um den negativen Effekten des absoluten Nahrungsmangels entgegenzuwirken. Der eine Mechanismus ist das Anlegen von Fettdepots in guten Zeiten, der andere ist die Umstellung auf die sogenannte Ketose, sodass sich der

Körper während der Fastenphase von Ketonen im Blut ernähren kann, die aus dem endogenen, also körpereigenen Fett- und Zuckerabbau entstehen.

Fasten als Kulturgut

Fasten, also das willentliche Vermeiden von Nahrungsaufnahme, hat praktisch in jeder Kultur und bei jedem Volk dieser Erde einen mehr oder weniger festen Platz. In der westlichen Zivilisation ist es mittlerweile fast nur noch zur Gewichtsabnahme vorgesehen, auch wenn es in den letzten Jahren wieder eine gewisse transzendente Aufladung erfährt. Fernöstliche Einflüsse (Yoga, Ayurveda usw.) spielen hier eine Rolle.

In anderen Kulturkreisen hat das Fasten vor allem eine metaphysische und/oder religiöse Bedeutung. Fasten ist aber auch aus medizinischer und ernährungsphysiologischer Hinsicht bedeutsam und kann oft positive psychische Effekte erzielen: Das Gefühl der inneren Reinigung, der Läuterung und der Entschlackung wird nach anfänglichen Kämpfen gegen den Hunger praktisch von allen Fastenden als im wahrsten Sinne erleichternd erlebt und gehört zum LLL-Konzept.

Wie lange darf ich fasten?

Vorweg: Wer eine Nulldiät machen will, soll bitte immer ausreichend Wasser zu sich nehmen. Und zwar literweise. Das gilt für alle Körpergewichts- und Figur-Optimierungspläne. Eine Nulldiät sollte man generell nicht länger als zwei Tage aufrechterhalten, denn bereits am dritten Tag wird den Muskeln ihr Eiweiß zur Energiegewinnung entzogen, und das wollen wir nicht.

In diesem Punkt kann man die Physiologie nicht beeinflussen; das Energiegewinnungsprogramm unseres Körpers läuft strikt nach bestimmten biochemischen Prozessen ab, die sich nicht ändern lassen. Zunächst wird das Glykogen, also der gesammelte Zucker aus der Leber, verbraucht. Dann schaltet der Stoffwechsel sukzessive auf Muskel- und Fettabbau um. Nulldiäten haben auch den größten Jo-Jo-Effekt und gelten insgesamt als überholt.

In den vergangenen Jahren ist das sogenannte Intervallfasten populär geworden. Dabei verzichtet man für einen bestimmten, wiederkehrenden Zeitraum auf feste Nahrung. Wenn Sie diese Ernährungsweise ausprobieren wollen, empfehle ich den Rhythmus 16:8 – also während 16 von 24 Stunden verzichtet man auf feste Nahrung. Während der übrigen acht Stunden wird gegessen. Das 16:8-Intervallfasten ist nach meiner Erfahrung ein gutes Instrument, um Übergewicht zu verringern und fitter zu werden.

Negative Kalorienbilanz

Auf Seite 24 haben wir den Begriff „Kaloriendefizit“ erörtert, ohne das ein effektiver Fettabbau nicht zu bewerkstelligen ist. Diese negative Kalorienbilanz wird von Hardcore-Diät-Gurus gern wie eine Monstranz vor sich hergetragen. Deshalb gilt es Vorsicht walten zu lassen. Der menschliche Körper ist keine Maschine, die eine genau berechenbare Energie-Bilanz vorweist und bei der man die Zufuhr und den Verbrauch exakt justieren kann. An dieser mechanistischen Vorstellung scheiterte schon einst der berühmte Philosoph Descartes – er betrachtete den Menschen als duales Wesen, einerseits als eine Art Maschine und andererseits als Träger der Seele.

Natürlich muss jemand, der größere Mengen von Fett abbauen will, am Ende eine negative Energiebilanz zustande bringen und mehr Kalorien verbrennen, als er fürs Gewichthalten benötigen würde. Aber die Frage ist nicht, ob, sondern *wie* er das macht. Jeder Fett-Abbau sollte durch einen Mix aus Bewegungs- und Herz-Kreislauftraining (Cardio-Training), Muskelaufbau (Krafttraining) und klug zusammengestellter gesunder Ernährung sein. Auf einen dieser Bausteine zu verzichten bedeutet, aus der Balance zu geraten und dem Körper zu schaden.

Dabei gilt: Überfordern Sie sich nicht! Es gilt, nichts zu verkomplizieren oder sich unter Zeitstress zu setzen. Für viele Menschen mit Übergewicht ist das kontraproduktiv. In diesem Fall empfehle ich, einfache Regeln für den Alltag zu erstellen. Etwa: „Bis zum zweiten Stock verzichte ich auf den Lift." Oder: „Eine Busstation gehe ich immer zu Fuß." Sie glauben nicht, wie viel mehr Bewegung Sie auf diese Art in Ihren Alltag einbauen. Das „Leichter" in LLL heißt ja auch „einfacher".

Richtig abnehmen heißt nicht immer Gewicht verlieren

Wir haben beim Thema Fasten festgestellt, dass die Idee des Abnehmens im Sinne von „Gewicht verlieren" mitunter kontraproduktiv ist.

Wenn ich eine sinnvoll zusammengestellte Diät inklusive Sportprogramm einhalte, kann es also sogar sein, dass mein Gewicht gleichbleibt, ich aber trotzdem eine zunächst für mich spürbare und dann auch für andere sichtbar bessere Figur erhalte. Eben, weil Muskeln schwerer als Fett sind: Das heißt: Leichteres Fett geht weg, schwerere Muskelmasse kommt dazu.

Deshalb ist nicht die Waage, sondern der Spiegel und die Selbstwahrnehmung die idealen Kontrollinstrumente beim Fasten bzw. beim Figur-Optimieren (ich vermeide, wie Sie sehen gerade absichtlich die Wörter „Gewichts-Reduktion“ und „Abnehmen“). Tipp: Wenn Sie Fett abbauen wollen, messen Sie Ihren Erfolg *nicht* an Kilos, sondern an der Kleidergröße: Sobald Sie in die nächstkleinere Größe passen, sind Sie auf dem richtigen Weg.

TIPP 8

Trinken wie die Italiener: Der richtige Umgang mit Alkohol

Alkohol ist ein Genuss- und soziales Schmiermittel, ein weitverbreitetes kulturelles Gut, aber auch ein Rauschmittel – und definitiv ein Gift. Alkohol hat außerdem recht viele, noch dazu „leere“ Kalorien – diese dienen dem Körper nicht als Energie-Lieferant, sondern werden gleich in Fett umgewandelt. Wenn man dieses Wissen im Hinterkopf behält, fällt es einem meist leichter, Nein zu einem Drink zu sagen.

Überspitzt formuliert, ist Abstinenz die gesündeste Form, Alkohol zu konsumieren. Aber nicht immer lässt sich das durchziehen. Gesellschaftliche Zwänge, der berühmte innere Schweinehund oder eine echte Abhängigkeit machen selbst ehrlichste Vorsätze zunichte. Am einfachsten ist es, wie so oft, mit sich selbst eine Abmachung zu treffen, wie etwa die 3x1-Regel am Beginn dieses Kapitels. Es hilft dabei, sich zumindest anfangs anderen anzuschließen. Der Trend zum „dry January“, also zum „trockenen Januar“ nach der festlichen Weihnachtszeit, kann ein hilfreicher Einstieg sein, weil viele Menschen dabei „mitmachen“.

Alkoholpausen tun dem Körper gut; vor allem die Leber profitiert davon ungemein. Alkohol hat nämlich auf alle Körperorgane, insbesondere die Leber als Entgiftungsorgan, in höheren Dosen einen zelltoxischen Effekt – er schädigt also die Zellen. Auch das Gehirn, die peripheren Nerven und das Herz können unter zu viel Alkohol leiden. Ein Alkoholiker-Gehirn schrumpft im Laufe der Jahre; man wird durch zu viel Alkohol irgendwann zwangsläufig dement. Die Nerven in den Armen und Beinen werden beschädigt; es entsteht eine sogenannte Polyneuropathie.

Ausnahmen wie manche Weinbauern, die jahrzehntelang ohne Leberschaden ihre Produkte in größeren Mengen konsumieren oder die legendäre Queen Mom, die ihren täglichen Gin Tonic als bestes Anti-Aging-Mittel pries und immerhin über 100 Jahre alt wurde, gibt es. Überprüfen lässt sich das jedoch nicht, und Menschen wie die Queen Mom sind in jedem Fall eine Ausnahme.

Egal, was über angeblich gesunde Inhaltsstoffe etwa im Rotwein gesagt wird: Jede mögliche positive Wirkung wird garantiert durch jene von zu viel Alkohol ausradiert.

Aber zum Glück gibt es etwas, das hilft: alkoholfreies Bier. Bier kann positive Effekte auf unseren Körper haben. Allerdings nicht durch den enthaltenen Alkohol, sondern die Bitter- und Gärstoffe – diese wirken anregend auf die Verdauung und können die Nierenfunktion fördern. Alkoholfreies Bier hat also die gleichen Effekte auf Verdauung und Nieren wie die Variante „mit“. Man kann es daher sehr gut als Durstlöscher und Elektrolytlieferant speziell nach sportlichen Betätigungen oder bei heißen Temperaturen einsetzen. Aufpassen muss man beim Bier allerdings auf die darin enthaltenen Phyto-Östrogene: diese können besonders für Männer zu Fettansammlungen im Brust- und Bauchbereich beitragen – das Ergebnis ist der berühmte Bierbauch.

TIPP 9

Verzichten Sie aufs Rauchen

Ich habe versprochen: Es gibt keine Predigt. Deshalb nenne ich hier nur zwei wissenschaftliche Fakten:

Raucher haben im Vergleich zu rauchfrei lebenden Menschen ein 10- bis 15-faches Risiko, an einem Lungenkarzinom zu erkranken.

Raucher haben ein achtfaches Risiko, einen Herzinfarkt zu erleiden, bevor sie 50 Jahre alt sind.

Nur eine grundsätzliche Umstellung hilft

Ein Entkommen aus vielen ernährungsbedingten Krankheiten – chronisches Übergewicht mit allen Folgen, Stoffwechsel-, Herz-Kreislauf-Erkrankungen und andere – ist nur durch eine grundlegende Umstellung der Lebensweise möglich: Mehr Sport, mehr Bewegung im Alltag, gesündere Ernährung und das Weglassen von zuckerhältigen Nahrungsmitteln sind essenziell.

Wie erreicht man das? Selber kochen, auf eine zuckerarme Ernährung achten, die Gewichtung der täglichen Kost auf Gemuse, Fisch und weißes Fleisch legen, weniger fruktosehaltiges Obst zu sich nehmen, mehr Beeren und Nüsse essen, viel Wasser trinken, Fastenphasen einhalten, Sport betreiben und vor allem: konsequent bei diesen Maßnahmen bleiben.

Es ist die Sache wert!

Die Umstellung mag am Anfang für viele schwierig klingen und im täglichen Leben auch für einige Zeit mühsam sein, aber wenn man die Umstellung geschafft hat, ist man definitiv im **„Länger. Leichter. Leben.“-Modus** angelangt. Man fühlt sich besser, leichter, gesünder, man ist leistungsfähiger, fitter, wendiger und agiler, die Verdauung wird besser, der Schlaf länger, die Regenerationsfähigkeit steigt und man ist insgesamt auf der Gewinner-Seite. Der Gewinn ist in QALYs zu messen (Sie erinnern sich: Quality Adjusted Life Years).

Nun haben Sie eine Menge über die Grundprinzipien der Verdauung und der Ernährung gelesen. Es wird jetzt Zeit, aus diesem Wissen Handlungsoptionen für ein leichteres, gesünderes und längeres Leben abzuleiten.

Lesen Sie bei Gelegenheit die Tipps am Beginn des Kapitels noch einmal. Sie haben jetzt das nötige Fundament, um den Sinn und den Hintergrund der Empfehlungen gut zu überblicken.

MEINE DREI LIEBSTEN BROKKOLI-REZEPTE

Dass ich ein Riesenfan von Brokkoli bin, haben Sie mittlerweile sicher bemerkt. Als besonderes Schmankerl finden Sie hier meine drei liebsten Rezepte mit diesem Supergemüse. So wird es nicht nur kinderleicht, sondern auch besonders schmackhaft, Ihre wöchentliche Portion Brokkoli unterzubringen.

Kochen Sie gern eines dieser Rezepte – oder sogar alle drei – nach und teilen Sie ein Foto Ihrer gesunden Mahlzeit mit mir und der Community!

1. Brokkoli-Apfel-Pinienkern-Salat

Zutaten für 2 Personen:

- 1 Brokkoli mit 250–300 g
- 1 Granny-Smith-Apfel
- 60 g Walnüsse (geraspelt oder gehackt)

- 2 EL Pinienkerne
- 2 EL weißer Joghurt
- 1 EL frisch gepresster Zitronensaft
- 1 TL Honig
- 1 EL Olivenöl (kalte Pressung!)
- Salz, schwarzer Pfeffer je nach Geschmack

Und so geht's:

1. Brokkoli waschen, in Röschen teilen und den Strunk schälen. Die Röschen und den Strunk fein hacken oder in einer Küchenmaschine entsprechend zerkleinern. Eine Alternative wäre: kurz blanchieren (1 Minute in kochendem Wasser), falls man ihn weicher mag.

2. Apfel waschen, Kerngehäuse entfernen, den Apfel ebenfalls in der Küchenmaschine grob häckseln.

3. Mit Joghurt, Zitronensaft, Honig und Olivenöl in einer Schüssel verrühren. Mit Salz und Pfeffer abschmecken.

4. Gehäckselten Brokkoli und den Apfel in eine große Schüssel geben, das Dressing darüber gießen und gut vermengen. Die gehackten Walnüsse für extra Crunch dazu mischen, die Pinienkerne drüberstreuen.

5. Den Salat 10 Minuten ziehen lassen und kalt servieren.
Als leichte Mahlzeit (Lunch) oder Beilage servieren.

2. Brokkoli-Kartoffelauflauf mit Apfel und Käse

Zutaten (für 4 Personen):

- 1/2 kg Kartoffeln (festkochend)
- 1 großer Brokkoli (ca. 400 g)
- 1 Granny-Smith-Apfel
- 150 ml Sahne
- 150 ml Milch
- 2 Eier
- 150 g geriebener Käse (am besten Cheddar)

- 1 mittelgroße Zwiebel
- 1 Knoblauchzehe
- 1 EL Olivenöl
- Salz, Pfeffer
- 1 TL Senf

Und so geht's:

1. Backofen auf 180 °C (Ober-/Unterhitze) vorheizen. Auflaufform nehmen und leicht einfetten.

2. Kartoffeln schälen, in dünne Scheiben schneiden und in leicht gesalzenem Wasser ca. 8–10 Minuten vorkochen, bis sie fast gar sind. Abgießen und beiseitestellen.

3. Brokkoli waschen, in kleine Röschen teilen und den Strunk schälen. Röschen und Strunk in einer Küchenmaschine grob häckseln (oder fein hacken). Alternative: die Röschen 2–3 Minuten blanchieren, wenn sie weicher sein sollen.

4. Apfel waschen, Kerngehäuse entfernen und in der Küchenmaschine grob häckseln.

5. Zwiebel schälen, fein würfeln, Knoblauch fein hacken. Beides in einer Pfanne mit einem EL Olivenöl bei mittlerer Hitze kurz glasig andünsten.

6. Sahne, Milch, Eier, Senf, Salz, Pfeffer in einer Schüssel vermischen.

7. In die Auflaufform abwechselnd die Kartoffelscheiben, gehäckselten Brokkoli und Apfel schichten. Zwiebel-Knoblauch-Mischung darüber verteilen. Die Sahne-Ei-Mischung gleichmäßig darüber gießen.

8. Nun den geriebenen Käse großzügig über den Auflauf streuen.

9. Den Auflauf im vorgeheizten Ofen ca. 25–30 Minuten backen, bis der Käse goldbraun wird und Blasen wirft.

10. Den Auflauf 5 Minuten ruhen lassen, dann servieren. Dazu gut passend: ein frischer grüner Salat.

3. Gebratener Lachs mit Brokkoli

Zutaten (für 2 Personen):

- 2 Lachsfilets (je ca. 150–200 g)
- 1 eher großer Brokkoli (ca. 400 g)
- 2 EL Olivenöl
- 1 Knoblauchzehe
- 1 Bio-Zitrone (Saft und etwas Schale)
- Salz und Pfeffer
- 1 TL Butter

Und so geht's

1. Brokkoli waschen und in Röschen teilen. 3–4 Minuten in kochendem Salzwasser bis zur Bissfestigkeit blanchieren. Danach in kaltem Wasser abschrecken, um den Garprozess zu stoppen. Beiseitestellen.
2. Die Lachsfilets mit Salz, Pfeffer und einem Spritzer Zitronensaft würzen.

3. Eine Pfanne auf mittlere bis hohe Hitze stellen und 1 EL Olivenöl erhitzen. Lachsfilets (Hautseite zuerst) in die Pfanne legen und 3–4 Minuten pro Seite braten, bis sie goldbraun sind und sich leicht mit einer Gabel teilen lassen. Am Schluss 1 TL Butter und Honig hinzufügen, um eine Glasur zu bilden. Herausnehmen und warm halten.

4. In derselben Pfanne 1 EL Olivenöl erhitzen. Knoblauch kurz anbraten, dann den Brokkoli dazugeben. 2–3 Minuten braten, bis er leicht gebräunt ist. Mit Salz, Pfeffer und Zitronensaft abschmecken.

5. Lachsfilets und Brokkoli auf Tellern anrichten. Je nach Lust mit Zitronensaft beträufeln und/oder mit frischen Kräutern (Dill oder Petersilie) garnieren.

Reis, Quinoa oder Kartoffeln als zusätzliche Beilage passen sehr gut!

Zubereitungszeit: ca. 20 Minuten

Wissenschaftliche Quellen

Für alle, die noch nicht genug haben, liste ich hier die wichtigsten Quellen für das vorangegangene Kapitel auf. Das Lesen von Studien erfordert etwas Übung, kann aber für Interessierte eine spannende Folgelektüre darstellen.

1. Scannapieco FA, Gershovich E. The prevention of periodontal disease-An overview. Periodontol 2000. 2020 Oct;84(1):9-13. doi: 10.1111/prd.12330. PMID: 32844421.

2. Milani C, Duranti S, Bottacini F, Casey E, Turroni F, Mahony J, Belzer C, Delgado Palacio S, Arboleya Montes S, Mancabelli L, Lugli GA, Rodriguez JM, Bode L, de Vos W, Gueimonde M, Margolles A, van Sinderen D, Ventura M. The First Microbial Colonizers of the Human Gut: Composition, Activities, and Health Implications of the Infant Gut Microbiota. Microbiol Mol Biol Rev. 2017 Nov 8;81(4):e00036-17. doi: 10.1128/MMBR.00036-17. PMID: 29118049; PMCID: PMC5706746.

3. Góralczyk-Bińkowska A, Szmajda-Krygier D, Kozłowska E. The Microbiota-Gut-Brain Axis in Psychiatric Disorders. Int J Mol Sci. 2022 Sep 24;23(19):11245. doi: 10.3390/ijms231911245. PMID: 36232548; PMCID: PMC9570195.

4. Adak A, Khan MR. An insight into gut microbiota and its functionalities. Cell Mol Life Sci. 2019 Feb;76(3):473-493. doi: 10.1007/s00018-018-2943-4. Epub 2018 Oct 13. PMID: 30317530; PMCID: PMC11105460.

5. Johnson-Martínez JP, Diener C, Levine AE, Wilmanski T, Suskind DL, Ralevski A, Hadlock J, Magis AT, Hood L, Rappaport N, Gibbons SM. Aberrant bowel movement frequencies coincide with increased microbe-derived blood metabolites associated with reduced organ function. Cell Rep Med. 2024 Jul 16;5(7):101646. doi: 10.1016/j.xcrm.2024.101646. PMID: 39019013.

6. Ling Z, Liu X, Cheng Y, Yan X, Wu S. Gut microbiota and aging. Crit Rev Food Sci Nutr. 2022;62(13):3509-3534. doi: 10.1080/10408398.2020.1867054. Epub 2020 Dec 30. PMID: 33377391.

7. Mazza E, Ferro Y, Pujia R, Mare R, Maurotti S, Montalcini T, Pujia A. Mediterranean Diet In Healthy Aging. J Nutr Health Aging. 2021;25(9):1076-1083. doi: 10.1007/s12603-021-1675-6. PMID: 34725664; PMCID: PMC8442641.

8. Yanaka A, Fahey JW, Fukumoto A, Nakayama M, Inoue S, Zhang S, Tauchi M, Suzuki H, Hyodo I, Yamamoto M. Dietary sulforaphane-rich broccoli sprouts reduce colonization and attenuate gastritis in Helicobacter pylori-infected mice and humans. Cancer Prev Res (Phila). 2009 Apr;2(4):353-60. doi: 10.1158/1940-6207.CAPR-08-0192. PMID: 19349290.

9. Sanders ME, Merenstein DJ, Reid G, Gibson GR, Rastall RA. Probiotics and prebiotics in intestinal health and disease: from biology to the clinic. Nat Rev Gastroenterol Hepatol. 2019 Oct;16(10):605-616. doi: 10.1038/s41575-019-0173-3. Epub 2019 Jul 11. Erratum in: Nat Rev Gastroenterol Hepatol. 2019 Oct;16(10):642. doi: 10.1038/s41575-019-0199-6. PMID: 31296969.

10. Chang YW, Jang JY, Kim YH, Kim JW, Shim JJ. The Effects of Broccoli Sprout Extract Containing Sulforaphane on Lipid Peroxidation and Helicobacter pylori Infection in the Gastric Mucosa. Gut Liver. 2015 Jul;9(4):486-93. doi: 10.5009/gnl14040. PMID: 25287166; PMCID: PMC4477992.

11. Fahey JW, Stephenson KK, Wade KL, Talalay P. Urease from Helicobacter pylori is inactivated by sulforaphane and other isothiocyanates. Biochem Biophys Res Commun. 2013 May 24;435(1):1-7. doi: 10.1016/j.bbrc.2013.03.126. Epub 2013 Apr 11. PMID: 23583386; PMCID: PMC4618678.

12. Jensen T, Abdelmalek MF, Sullivan S, Nadeau KJ, Green M, Roncal C, Nakagawa T, Kuwabara M, Sato Y, Kang DH, Tolan DR, Sanchez-Lozada LG, Rosen HR, Lanaspa MA, Diehl AM, Johnson RJ. Fructose and sugar: A major mediator of non-alcoholic fatty liver disease. J Hepatol. 2018 May;68(5):1063-1075. doi: 10.1016/j.jhep.2018.01.019. Epub 2018 Feb 2. PMID: 29408694; PMCID: PMC5893377.

13. Huang Y, Chen Z, Chen B, Li J, Yuan X, Li J, Wang W, Dai T, Chen H, Wang Y, Wang R, Wang P, Guo J, Dong Q, Liu C, Wei Q, Cao D, Liu L. Dietary sugar consumption and health: umbrella review. BMJ. 2023 Apr 5;381:e071609. doi: 10.1136/bmj-2022-071609. PMID: 37019448; PMCID: PMC10074550.

14. Johnson RJ, Sánchez-Lozada LG, Andrews P, Lanaspa MA. Perspective: A Historical and Scientific Perspective of Sugar and Its Relation with Obesity and Diabetes. Adv Nutr. 2017 May 15;8(3):412-422. doi: 10.3945/an.116.014654. PMID: 28507007; PMCID: PMC5421126.

15. Shukla AP, Dickison M, Coughlin N, Karan A, Mauer E, Truong W, Casper A, Emiliano AB, Kumar RB, Saunders KH, Igel LI, Aronne LJ. The impact of food order on postprandial glycaemic excursions in prediabetes. Diabetes Obes Metab. 2019 Feb;21(2):377-381. doi: 10.1111/dom.13503. Epub 2018 Sep 10. PMID: 30101510; PMCID: PMC7398578.

16. Attinà A, Leggeri C, Paroni R, Pivari F, Dei Cas M, Mingione A, Dri M, Marchetti M, Di Renzo L. Fasting: How to Guide. Nutrients. 2021 May 7;13(5):1570. doi: 10.3390/nu13051570. PMID: 34067055; PMCID: PMC8151159.

17. Manos J. The human microbiome in disease and pathology. APMIS. 2022 Dec;130(12):690-705. doi: 10.1111/apm.13225. Epub 2022 May 6. PMID: 35393656; PMCID: PMC9790345.

18. Yin Z, Klionsky DJ. Intermittent time-restricted feeding promotes longevity through circadian autophagy. Autophagy. 2022 Mar;18(3):471-472. doi: 10.1080/15548627.2022.2039524. Epub 2022 Feb 27. PMID: 35220894; PMCID: PMC9037462.

19. Lee MB, Hill CM, Bitto A, Kaeberlein M. Antiaging diets: Separating fact from fiction. Science. 2021 Nov 19;374(6570):eabe7365. doi: 10.1126/science.abe7365. Epub 2021 Nov 19. PMID: 34793210; PMCID: PMC8841109.

20. https://mcpress.mayoclinic.org/nutrition-fitness/the-science-of-superfoods-really-beneficial-or-just-marketing/

2. KAPITEL
IMMUNSYSTEM

Das Immunsystem: Festung und Armee zugleich

Ein fittes und gut funktionierendes Immunsystem ist für ein gesundes Leben und eine daraus folgende grundsätzliche Erleichterung des Daseins eine unabdingbare Voraussetzung. Wer gerne länger und leichter leben will, sollte deshalb wissen, was man zur Stärkung der Abwehr tun kann. Wie kräftigen wir also unser Immunsystem, sodass möglichst viele feindliche Viren und Bakterien von Anfang an keine Chance haben? Was müssen wir tun, um Krankheiten besser zu bewältigen und früher gesund zu werden? Wenn Sie eine schnelle Anleitung bevorzugen, sind die folgenden Tipps Teil meines Grundrezepts für ein längeres, leichteres Leben.

Die LLL-Tipps für ein starkes Immunsystem:

Im Kapitel „Ernährung und Verdauung" gehe ich auf den Wert gesunder Ernährung genauer ein. Hier möchte ich jene Aspekte der Ernährung betonen, die für ein starkes Immunsystem besonders wichtig sind:

1. Führen Sie Ihrem Körper viel Flüssigkeit zu, um die Schleimhäute feucht zu halten. Sie sind die wichtigsten Abwehrbarrieren gegen Erreger aller Art.

❷ Setzen Sie auf frische, eiweißreiche und vor allem vitaminreiche Kost, besonders auf Lebensmittel mit Vitamin C und Vitamin D.

❸ Für eine gute Abwehr brauchen Sie Antioxidantien. Diese sind vor allem in grünem Gemüse wie Brokkoli, Kurkuma und Blattsalaten enthalten

❹ Bauen sie Lebensmittel ein, die unter „Powerfood" laufen, dazu Gewürze wie Ingwer, Oregano und Chili. Weiters: Rote Rüben, Sauerkraut, Meerrettich/Wasabi.

❺ Vergessen Sie nicht die Probiotika. Immer dran denken: 70 Prozent unseres Immunsystems befinden sich im Darm!

❻ Führen Sie Ihrem Körper Spurenelemente zu: Zink, Chrom, Kupfer, Eisen und Selen.

Soweit die Ernährung.

Weitere Empfehlungen:

❼ Setzen Sie auf regelmäßige sportliche Betätigung – möglichst im Freien.

❽ Kultivieren Sie thermische Maßnahmen wie Eisbäder und vor allem die Sauna, so oft Sie es schaffen. Optimal ist zwei bis drei Mal pro Woche.

❾ Versuchen Sie, bewusst Stress abzubauen, etwa durch so einfache Dinge wie Spaziergänge an der frischen Luft, gemeinsames Singen oder Tanzen oder auch Meditation – alles erlernbar!

Das sind die grundsätzlichen Empfehlungen. Befolgen Sie diese Tipps, und Sie gehen mit einem gestärkten Immunsystem ins Alter. Auch hier gilt: Sie müssen nicht wissen, warum. Sie können, wenn Sie wollen, einfach zum nächsten Kapitel gehen. Wenn Sie jedoch neugierig geworden sind, was Oregano mit der Abwehr zu tun hat, folgen Sie mir auf die kommenden Seiten – ich werde mich bemühen, das komplexe Universum des menschlichen Immunsystems einfach und schlüssig zu erläutern.

UNSER IMMUNSYSTEM

VERTIEFENDES WISSEN

Das menschliche Immunsystem ist, wie bereits erwähnt, ein hochkomplexes Gebilde, das sich über Jahrmillionen entwickelt hat. In seiner Komplexität ist es dem Gehirn oder dem Mikrobiom (also der Gesamtheit der Darmbakterien und deren Genom, deren genetischer Zusammensetzung) gleichzusetzen, aber noch vielfältiger in seinen Wirkungen. Über das Immunsystem könnte man Tausende von Seiten schreiben – im Folgenden stelle ich komprimiert und auf möglichst verständliche Weise die wichtigsten Informationen zum Immunsystem vor.

Wie funktioniert unsere Abwehr?

Das Immunsystem ist nicht in einem einzigen Organ beheimatet, sondern erstreckt sich praktisch über den gesamten Körper. In unserem Blutkreislauf etwa patrouillieren ständig aktive Immunzellen (die weißen Blutkörperchen) auf der Suche nach Eindringlingen, und auch in den Lymphknoten und den Lymphgefäßen sind eigene Wächterzellen wie kleine Polizeiwagen permanent aktiv auf Streife.

Lymphknoten kann man wirklich gut mit Polizeistationen vergleichen. Werden nämlich Antigene von den Abwehrzellen aufgefunden, werden sie zunächst in die Lymphknoten verfrachtet und dort mittels Antikörpern ihrem Schicksal zugeführt, sofern sie nicht schon vorher von den Fresszellen unschädlich gemacht wurden.

Im Abwehrsystem unseres Körpers kooperieren faszinierende immunologische Mechanismen gegen fremde Lebewesen wie Bakterien, Pilze und biologische Materien wie Viren.

(Viren bestehen zwar aus genetischem Material, nämlich RNA oder DNA, können aber mangels eines Nervensystems und jeglicher Organe selbst keine lebensähnlichen Vorgänge durchführen. Wenn man so will, sind Viren nichts anderes als genetische Informationspakete, die in unseren Zellen Schaden anrichten können.)

Alle Fremdkörper, die in unseren Körper gelangen und dort eine immunologische Reaktion auslösen, nennt man Antigene, egal ob sie leben (etwa Bakterien), „nur" biologisch wirksam sind (z. B. Viren) oder einfach eine bestimmte Immunreaktion hervorrufen, wie etwa Allergene dies tun.

Die grundsätzliche Antwort unseres Körpers auf das Eindringen von immunologisch relevanten Fremdlingen ist die oben beschriebene Aktivierung von Fresszellen (Makrophagen), speziellen Immun-Botenstoffen (wie Zytokine) und vor allem die gezielte Bildung von Antikörpern. Das Haupt-Antigen, das die Bildung von Antikörpern anstößt, ist meistens ein körperfremdes Eiweiß, also ein Protein fremder Konstellation, das unserem eigenen Körper schaden könnte. Weiters können auch Fette und Kohlenhydrate als Antigen wirken und immunologische Reaktionen auslösen.

Ein Teil der Antigene wird, wie beschrieben, direkt im Blutkreislauf von Antikörpern angegriffen und unschädlich gemacht. Das Immunsystem im Blut und in der Lymphe nennen wir humorales oder flüssiges Immunsystem.

Darüber hinaus besitzen wir ein zelluläres Immunsystem, das in vielen Körperzellen und da vor allem in den Lymphknoten seine Tätigkeit ausübt. Zuständig für diese Aktivitäten sind beim zellulären Immunsystem die T-Lymphozyten, im humoralen Immunsystem die B-Lymphozyten – sie bilden die Antikörper, die sich an die Antigene binden und diese ausschalten. Die sogenannten Killer-, Helper- und Fresszellen helfen dabei.

Spezifisch – unspezifisch

Diese spezielle Immun-Antwort nennt man auch eine spezifische Immunreaktion, weil sie ganz gezielt auf bestimmte Antigene losgeht. Diese spezifische Reaktion steht auch im Zusammenhang mit der sogenannten Immunität: Wenn der Körper einen Erreger bereits kennt, ist unsere Abwehr in der Lage, eine ganz gezielte Immun-Antwort zu geben und das Antigen rasch unschädlich zu machen.

Neben dem spezifischen gibt es auch das unspezifische, bereits angeborene Immunsystem, das generell die erste Abwehrlinie gegen Antigene bildet. Dazu gehören grundsätzlich alle Körperbarrieren, also Haut, Schleimhäute, der von ihnen gebildete Schleim mit den Immunglobulinen, die Körperflüssigkeiten und vor allem auch der Magen-Darm-Trakt.

70 Prozent unseres Immunsystems liegen im Verdauungssystem. Das hat seinen Sinn: Das Verdauungssystem ist die größte Einflugschneise für Antigene, denn mit der Nahrung nehmen wir die meisten Fremdstoffe und die meisten Fremd-Proteine auf. Auch die Magensäure hat eine unspezifische Abwehrfunktion, indem sie viele Erreger abtötet.

Eine weitere Zone der unspezifischen Immunabwehr, die wir vor allem im Herbst und Winter brauchen, sind der Rachen, die Nase und das gesamte Atmungssystem. Hier sind spezielle Schleimhäute mit Flimmerhärchen am Werk, die Antigene abtransportieren. In diesem Bereich sind zahllose unspezifische

Antikörper, die sogenannten Immunglobuline A, abgekürzt „IgA", aktiv.

Die IgA werden von den Schleimhäuten des Mundes, der Atemwege und des Darms gebildet. Sie sind die „Infanterie" der Abwehr. Unsere körpereigenen Soldaten versuchen, sämtliche Erstkontakte mit Antigenen, also Erregern aller Art, an den genannten Barrieren abzuwehren. Das unspezifische Immunsystem kann auch Signale aussenden, um das restliche Immunsystem in Alarm zu versetzen respektive zu aktivieren.

Im Darmbereich können unsere nützlichen und lebensnotwendigen Mitbewohner, die Darmkeime, Darmpilze und Viren, die wir im ersten Kapitel als „Mikrobiota" oder „Mikrobiom" kennengelernt haben, ebenfalls viele immunologische Funktionen ausüben und Antigene erkennen.

Wenn etwa Viren in so großen Mengen über die Nahrung aufgenommen werden, dass sie die Darmbarriere überwinden, wird sich der Darm mit anderen Mitteln gegen die Erreger wehren – meist mit Durchfall. Dieser ist also grundsätzlich eine Abwehrreaktion, um Erreger schnellstmöglich auszuscheiden.

Ähnlich ist es bei den Atemwegsinfektionen: Wenn Erreger – meist Viren – in die Nebenhöhlen und in die Bronchien eindringen, wird dort zunächst das Schleimhautsystem aktiviert: Wir versuchen also zuerst, uns von diesen Erregern durch das Abhusten von Schleim zu befreien. Wenn die Antigene allerdings stärker sind als die primäre Barriere, dann gelangen sie ins Blut und können dort weitere Immun-Antworten wie Fieber anregen und leider auch zu schweren entzündlichen Reaktionen führen; im schlimmsten Fall droht eine Lungenentzündung.

Was können wir zur Stärkung des Immunsystems tun?

Wir wissen jetzt, wie sich Immunreaktionen aufbauen und entwickeln können und wie die Abwehr grundsätzlich funktioniert. Wie können wir diese Immunreaktionen und das Abwehrsystem stärken und verbessern, um im Falle des Falles Infektionen leichter überstehen zu können?

Leider ist die Frage nach der Stärkung des Immunsystems nicht einfach zu beantworten – eigentlich logisch, wenn man die immense Komplexität des Immunsystems bedenkt. Zudem sind viele Dimensionen unseres Abwehrsystems selbst erfahrenen Immunologen noch unklar.

Eine einfache Empfehlung, die sich durchs ganze Leben zieht, gilt aber auch hier: Wichtig für ein ordnungsgemäßes Funktionieren unserer Abwehr ist eine gesunde Ernährung, die vor allem eiweißreich und vitaminreich sein soll. Die zentralen „Player" sind hier Vitamin C und Vitamin D.

Das bedeutet: Wir sollten darauf achten, möglichst viel frisches Gemüse und frisch gekochte Speisen zu uns zu nehmen. Ganz wichtig ist eine ausreichende Flüssigkeitszufuhr: eine stetige und gute Befeuchtung ist für das Funktionieren der Schleimhautbarrieren absolut notwendig. Ausgetrocknete Schleimhäute sind ein willkommenes Opfer aller Erreger – dort können die IgA nicht funktionieren.

Im Herbst und Winter ist die Bewegung an der frischen Luft dem Immunsystem zuträglich: Durch die Luft wird dem Körper mehr Sauerstoff zugeführt; die kühle, frische und ausreichend feuchte Luft kann die IgA-Produktion anregen. Die alten

Weisheiten wie der tägliche Spaziergang im Freien, das Spielen an der frischen Luft für Kinder und viel Trinken haben ihre Berechtigung. Ich sage es stets: Die Alten hatten recht!

Im Winter muss man immer bedenken, dass die Luft in geheizten Räumen oft sehr trocken ist. Aber auch im Sommer trocknen wir aus – nicht nur in der Hitze, sondern vor allem auch in klimatisierten Räumen. Die Schleimhäute werden dadurch richtiggehend brüchig, Erreger können dann leichter eindringen.

Reichlich Flüssigkeit ist deshalb das ganze Jahr über zu empfehlen. Jeder Mensch sollte, wie in Kapitel 1 ausgeführt, mindestens zwei Liter Wasser pro Tag trinken. Mitunter sind sogar drei oder vier Liter nötig, je nach den Lebensumständen (Sport, Schwitzen und anderes) und der Umgebung. Aufpassen muss man jedoch bei Herzschwäche oder Nierenproblemen – bitte klären Sie, wie alle Tipps in diesem Buch, auch diesen vorab mit Ihrem behandelnden Arzt.

Schwitzen und frieren

Wer öfter in die Sauna geht, hat eine geringere Infektneigung. Das planmäßige Schwitzen und das Gegenstück dazu, Eiswasserbäder, sind traditionelle Mittel zur Stärkung der Abwehr. Zweiteres ist in den vergangenen Jahren wieder populär geworden. Es ist nicht jedermanns Sache, mehrmals in der Woche oder sogar täglich in ein eiskaltes Wasserbecken zu tauchen. Auch hat längst nicht jeder die Möglichkeit dazu. Eine gute und einfache Alternative ist die eiskalte Dusche in der Früh: Schon 30 bis 60 Sekunden aktivieren Körper und Geist und haben eine stärkende Wirkung auf das Immunsystem.

Gibt es das Mittel fürs Immunsystem? Leider nicht.

Spezielle immunstärkende Medikamente oder gezielt immunstärkende Substanzen gibt es in diesem Sinne nicht oder noch nicht. Immunstärkung ist zunächst immer ein Mix aus den bereits genannten Maßnahmen. Wichtig ist neben den erwähnten Empfehlungen ein leistungsfähiges Magen-Darm-System: Wie bereits betont, befinden sich 70 Prozent unseres Immunsystems dort. Prä- und Probiotika sowie wirksame Hefepilze können also helfen, uns leichter durch die kalte Jahreszeit zu bringen.

Auch ist eine ballaststoffreiche und fermentreiche Ernährung anzuraten; auch dadurch wird unser Immunsystem unterstützt. Pflanzliche Antioxidantien wie Kurkuma, Ashwaganda, Ingwer, Knoblauch und Beeren können ebenfalls helfen. Antioxidativ wirksame grüne Pflanzen wie Brokkoli und Brokkoli-Extrakte wie das Sulforaphan; Spinat, Grünkohl sind ebenfalls sehr zu empfehlen.

Sind Nahrungsergänzungsmittel zur Stärkung der Immunkraft sinnvoll?

Wir können mit vitamin- und spurenelementhaltigen Nahrungsergänzungsmitteln dazu beitragen, ein fittes Immunsystem zu bewahren – Vitamin C und D, Eisen, Zink, Selen, Kupfer und Chrom scheinen hier nach der aktuellen Datenlage besonders wichtig zu sein. Ebenso können Polyphenole (die etwa in Beeren, Äpfeln und Nüssen vorkommen), Traubenkernextrakte und Isoflavone (vor allem in Soja und Rotklee enthalten) hilfreich sein.

Es gibt zwar Ernährungsspezialisten und Immunologen, die meinen, dass Nahrungsergänzungsmittel nicht nötig sind, wenn man sich von gesunder Mischkost ernährt. Ich persönlich bin mit Blick auf meine ärztliche Erfahrung allerdings der Ansicht, dass sie auf alle Fälle helfen können.

Deshalb kommt von mir ein klares „Ja!" zu Nahrungsergänzungsmitteln – wenn es sich um qualitativ hochwertige Produkte handelt. Es gilt, wachsam zu sein: Auf dem Markt wird viel Schindluder getrieben; es gibt viele minderwertige Produkte, die zudem oft zu teuer angeboten werden. Ich empfehle deshalb immer, sich den Rat vom Arzt oder Apotheker zu holen.

Krank durch Stress

Die meisten von uns kennen das Phänomen: Solange wir „funktionieren" müssen, werden wir nicht krank. Kaum haben wir Urlaub und können durchatmen – zack! Irgendein Virus schlägt zu. Warum ist das so? Die Antwort liegt in den Stresshormonen – allen voran Cortisol –, die wir ausschütten, solange wir auf einem hohen Stresslevel leben. Diese Hormone stellen sicher, dass wir „funktionieren", gleichzeitig unterdrücken sie jedoch Immunreaktionen des Körpers wie Fieber, Husten oder geschwollene Schleimhäute oder Durchfall. Kaum haben wir frei, hört der Cortisolstrom auf, das Immunsystem kommt in die Gänge und wir spüren, wie es Krankheitserreger angreift und eliminiert. Sprich: Wir fühlen uns schlapp, bekommen mitunter sogar Fieber. „Leisure Sickness – Erkrankung in der Freizeit" nennt man das und meist werden wir kurzfristig kränker, danach geht es uns aber weit besser. Meist sind dann auch lästige Zustände wie das lange Laborieren an einem Schnupfen vorbei, weil der Körper endlich aufräumen konnte.

Es ist also sinnvoll, leichte Anzeichen von Infekten nicht zu ignorieren, sondern gezielt Stressabbau zu betreiben und sich auszukurieren: Langfristig bleibt man so länger fit.

Wissenschaftliche Quellen

1. McComb S, Thiriot A, Akache B, Krishnan L, Stark F. Introduction to the Immune System. Methods Mol Biol. 2019;2024:1-24. doi: 10.1007/978-1-4939-9597-4_1. PMID: 31364040.

2. Hillion S, Arleevskaya MI, Blanco P, Bordron A, Brooks WH, Cesbron JY, Kaveri S, Vivier E, Renaudineau Y. The Innate Part of the Adaptive Immune System. Clin Rev Allergy Immunol. 2020 Apr;58(2):151-154. doi: 10.1007/s12016-019-08740-1. PMID: 31154567.

3. Barrea L, Muscogiuri G, Frias-Toral E, Laudisio D, Pugliese G, Castellucci B, Garcia-Velasquez E, Savastano S, Colao A. Nutrition and immune system: from the Mediterranean diet to dietary supplementary through the microbiota. Crit Rev Food Sci Nutr. 2021;61(18):3066-3090. doi: 10.1080/10408398.2020.1792826. Epub 2020 Jul 21. PMID: 32691606.

4. Crawford C, Brown LL, Costello RB, Deuster PA. Select Dietary Supplement Ingredients for Preserving and Protecting the Immune System in Healthy Individuals: A Systematic Review. Nutrients. 2022 Nov 1;14(21):4604. doi: 10.3390/nu14214604. PMID: 36364865; PMCID: PMC9655067.

5. Dragoş D, Tănăsescu MD. The effect of stress on the defense systems. J Med Life. 2010 Jan-Mar;3(1):10-8. PMID: 20302192; PMCID: PMC3019042.

6. Watanabe-Asaka T, Hayashi M, Maejima D, Kawai Y, Ohhashi T. From digestion and absorption to innate immunity and health care: water and food intake may contribute to IL-22 in ILC3-dependent mucosal immunity in the jejunum. J Physiol Sci. 2021 Oct 12;71(1):31. doi: 10.1186/s12576-021-00817-x. PMID: 34641788; PMCID: PMC10718039.

7. Vingerhoets AJ, Van Huijgevoort M, Van Heck GL. Leisure sickness: a pilot study on its prevalence, phenomenology, and background. Psychother Psychosom. 2002 Nov-Dec;71(6):311-7. doi: 10.1159/000065992. PMID: 12411765. van Dalen R, Elsherbini AMA, Harms M, Alber S, Stemmler R, Peschel A. Secretory IgA impacts the microbiota density in the human nose. Microbiome. 2023 Oct 21;11(1):233. doi: 10.1186/s40168-023-01675-y. PMID: 37865781; PMCID: PMC10589987.

8. Pilch W, Szarek M, Olga CL, Anna P, Żychowska M, Ewa SK, Andraščíková Š, Pałka T. The effects of a single and a series of Finnish sauna sessions on the immune response and HSP-70 levels in trained and untrained men. Int J Hyperthermia. 2023;40(1):2179672. doi: 10.1080/02656736.2023.2179672. PMID: 36813265.

9. Mindikoglu AL, Abdulsada MM, Jain A, Choi JM, Jalal PK, Devaraj S, Mezzari MP, Petrosino JF, Opekun AR, Jung SY. Intermittent fasting from dawn to sunset for 30 consecutive days is associated with anticancer proteomic signature and upregulates key regulatory proteins of glucose and lipid metabolism, circadian clock, DNA repair, cytoskeleton remodeling, immune system and cognitive function in healthy subjects. J Proteomics. 2020 Apr 15;217:103645. doi: 10.1016/j.jprot.2020.103645. Epub 2020 Jan 9. PMID: 31927066; PMCID: PMC7429999.

https://www.labor-karlsruhe.de/fileadmin/user_upload/pdf/Patientenbroschueren/1201-P_FB8-INT-_KA_-Immunsystem-WEB-200513.pdf

3. KAPITEL

HERZ, LUNGE UND GEFÄSSE

Ein intaktes, gut arbeitendes Herz und ein frei durchgängiges, trainiertes Gefäßsystem sind essenziell für ein langes, gesundes Leben. In der Medizin gibt es den Spruch „Der Mensch ist so alt wie seine Gefäße". Wir sollten darauf achten, dass unsere Adern, unsere Herzkranzgefäße und speziell unser Herz und unsere Hirndurchblutung, aber auch die Muskulatur und deren Gefäßversorgung gut funktionieren. Dies ist vor allem durch die richtige Ernährung und ausreichende sportliche Betätigung gewährleistet. Meine Empfehlungen für Herz und Gefäße sind einfach, aber effektiv. Je mehr Lebensjahre Sie diese Empfehlungen befolgen können, desto besser.

Die LLL-Tipps für ein kräftiges Herz, eine starke Lunge und ebenso starke Gefäße:

- Bewegen Sie sich ausreichend und spüren Sie dabei Ihr Herz immer wieder mal kräftig schlagen – neben dem gesunden Fettstoffwechsel ist Sport für Herz und Gefäße die wichtigste Maßnahme, um fit ins Alter zu gehen und gesund zu bleiben.
- Betrachten Sie Ihre Familiengeschichte – gab oder gibt es bei den Eltern und Großeltern Herzkreislaufprobleme? Dann sollten Sie besonders gut auf Ihr Herz und Ihre Gefäße achten! Neben den bekannten Risikofaktoren kann vor allem

durch genetische Merkmale (zum Beispiel angeborene Fettstoffwechselstörungen oder familiäre Neigung zu Herzkrankheiten) das kardiovaskuläre Risiko des Menschen steigen.

- Finden Sie eine gute Balance zwischen Konditionstraining, Krafttraining und Regeneration, also Erholung.
- Ernähren Sie sich nach den Empfehlungen des ersten und zweiten Kapitels in diesem Buch.
- Checken Sie regelmäßig:
  - Ihren Ruhepuls (ein bis zwei Mal pro Woche),
  - Ihren Blutdruck (ein Mal pro Woche),
  - Ihre Blutfette und Ihren Blutzucker (einmal pro Jahr).

  Die derzeit gültigen Grenzwerte für Blutdruck, Blutwerte, Blutzucker etc. stelle ich im Kapitel „Medizin und Vorsorge" detailliert vor.
- Achten Sie auf stressabbauende Maßnahmen: Planen Sie mindestens eine Mußestunde pro Tag ein.
- Einmal am Tag an die frische Luft: 20–30 Minuten genügen.

Es sind einfache Ratschläge. So kompliziert der menschliche Körper aufgebaut ist, so simpel sind die Maßnahmen, die es braucht, um ihn gesund zu halten. Viele dieser Tipps haben wir schon oft gehört. Wenn Sie es schaffen, diese zu befolgen, müssen Sie nicht mehr darüber wissen und können zum nächsten Kapitel gehen. Ich finde es aber wichtig, in diesem kurzen, jedoch sehr dicht und informativ gehaltenen Kapitel die Physiologie und Anatomie des Herzens, der Lunge und der Gefäße näher anzusehen. So verstehen wir besser, warum diese einfachen Empfehlungen so wirksam sind und die essenziellen Basismaßnahmen für ein *längeres, leichteres Leben* darstellen. Wenn Sie also Lust haben: Folgen Sie mir.

HERZ UND GEFÄSSE

VERTIEFENDES WISSEN

Das Herz ist im Grunde ein Muskel wie jeder andere auch. Der einzige Unterschied zur restlichen Muskulatur besteht darin, dass der Herzmuskel aus glatten Muskelfasern besteht und wissentlich nicht beeinflusst werden kann. Trotzdem ist er unser ganzes Leben in ständiger Aktion. Für das Herz gelten dieselben Regeln wie beim Sport: Nur regelmäßige Belastung und ein Wechsel von Anstrengung und Ruhe haben für das Herz eine positive Wirkung.

Die Funktionsweise unseres Herzmuskels gleicht derjenigen einer Pumpe. Diese Pumpe leistet Ungeheures: Jeden Tag werden etwa 10.000 Liter durch unsere Adern gepumpt, ohne Pause, ein Leben lang. Während unseres gesamten Lebens schlägt unser Herz etwa 3 Milliarden Mal. Und wie eine Maschine braucht es, um gut arbeiten zu können, eine gute Wartung.

Die zwei Herzphasen

Die Arbeit des Herzens verläuft in zwei abwechselnden Phasen: der sogenannten „Diastole" und der „Systole". Das sind die medizinischen Fachbegriffe für das, was in der jeweiligen Phase passiert. Die Diastole ist die Entspannungs- und Ansaug-Phase des Herzens, in der unser Herzmuskel mit Blut aus den Körper- und Lungenvenen gefüllt wird. In der anschließenden Systole wird das Herz wieder entleert, das Blut neuerlich in den Körper und die Lungen gepumpt. Dieser regelmäßige Wechsel von Spannung und Entlastung stellt die Grundfunktion unserer „Pumpe" dar.

Richtiges Training bewirkt eine Stärkung des Muskels, aber auch eine Senkung der Herzfrequenz in Ruhe. Das Herz kann dadurch besser schlagen und sich besser erholen.

Die Blutversorgung des Herzmuskels selbst erfolgt über die Herzkranzgefäße. Deshalb sind diese Arterien auch so wichtig und ständiges Thema in der Medizin. Auf diese Adern, auch Koronargefäße genannt, müssen wir also ganz besonders achten.

Die Herzkranz- oder Koronargefäße

Regelmäßiges Training macht die Gefäße kräftiger; längerfristig werden sie auch etwas erweitert. So werden schädliche Ablagerungen in Schach gehalten. Durch LDL-Cholesterin bedingte Ablagerungen an den Herzkranzgefäßen können ab einer gewissen Größe nämlich zu Durchblutungsstörungen im Herzmuskel führen und im schlimmsten Fall einen Herzinfarkt oder sogar den plötzlichen Herztod verursachen. Training wirkt diesem Risiko nachweislich entgegen und sollte immer Hand in Hand mit einer das LDL-Cholesterin senkenden Ernährung gehen – einmal mehr verweise ich dabei auf die mediterrane Kost, die ich in Kapitel 1 beschreibe.

Die Mittelmeerdiät und regelmäßiges Training sind Garanten dafür, dass wir unser Herz so lange wie möglich fit halten und ihm seine schwere Aufgabe als „Lebenspumpe" erleichtern. Das Gleiche gilt für die Gefäße, die mit dem Herzen sowohl anatomisch als auch physiologisch zusammenhängen.

Gesunde Gefäße, gesundes Endothel

Wenn wir von Herz-Gesundheit reden, meinen wir also immer auch die Gefäße (Arterien), denn das Herzkreislaufsystem ist eine Einheit, eben das kardiovaskuläre System. Für die Arterien ist es wichtig, möglichst elastisch zu bleiben. Das bedeutet, die Gefäß-Innenschicht – das sogenannte *Endothel* – soll möglichst lange glatt bleiben.

Um einen Eindruck von der Wirkmacht und Ausdehnung des Gefäßsystems zu erhalten: Würde man sämtliche Gefäße inklusive der kleinsten Anteile – die Kapillaren – aneinanderreihen, so käme man auf eine Strecke von rund 100.000 km – also mehr als zwei Mal um die Erde.

Die wichtigste Schicht im Gefäß ist das sogenannte Endothel: Dort findet der Austausch von Sauerstoff und Nährstoffen zwischen Blut und Körpergewebe statt. Die Fläche des Endothels ist insgesamt so groß wie ein halbes Fußballfeld und ist auch physiologisch aktiv:

- Es regelt über die Produktion von Stickstoffmonoxid ganz wesentlich den Blutdruck.
- Es erzeugt ein Hormon, das Endothelin, das über den Spannungszustand der Gefäße zentral mitbestimmt.
- Es reguliert gemeinsam mit den Blutplättchen, den Thrombozyten, und den Gerinnungsfaktoren die Fließfähigkeit des Bluts.
- Es ist in jeden entzündlichen Prozess integriert, kann sich aber auch selbst entzünden.
- Es ist der primäre Ort der Gefäßalterung bzw. des Verschleißes (**Atherosklerose**). Diese degenerativen Prozesse setzen desto früher ein, je mehr Risikofaktoren (Blutdruck, hohes LDL-Cholesterin, Rauchen, Bewegungsmangel, hoher Blutzucker etc.) eine Person aufweist.

Im Lauf der Zeit können Läsionen an der Innenwand der Gefäße entstehen. Man nennt diese Plaques. Diese Ablagerungen lassen sich durch relativ einfache Untersuchungen wie einen Gefäß-Ultraschall feststellen. Aus medizinischer Sicht ist ein Gefäß-Check schon ab 35 Jahren empfohlen – besonders, wenn die bekannten Risikofaktoren mehrfach vorhanden sind: schlechte Blutfettwerte, Übergewicht, Rauchen, hoher Blutdruck, Trainingsmangel, falsche Ernährung …

Das Endothel kann seine Funktion nur dann optimal ausüben, wenn es nicht von Ablagerungen beeinträchtigt wird. Minimale Verkalkungserscheinungen und Plaquebildung können sogar schon im Kindesalter auftreten, zum Beispiel bei schwer übergewichtigen Jugendlichen, die keinen Sport betreiben und sich ungesund ernähren.

Der Grundstein für eine möglichst lange andauernde kardiovaskuläre Gesundheit wird also bereits in der Kindheit und in der Jugend gelegt. Auch vererbte Faktoren spielen eine enorm wichtige Rolle bei der Herzkreislaufgesundheit – die Familiengeschichte kann neben den messbaren Parametern viel Auskunft über das persönliche Risiko geben.

Es gibt heute neben Blutdruck, Gesamtblutfetten (LDL- und HDL-Cholesterin, Triglyzeride und Lipoprotein(a)-Wert), Blutzucker, Schilddrüsenparametern, Körperfettanteil, Ernährungsgewohnheiten und anderen Faktoren auch routinemäßig im Labor feststellbare genetisch bedingte Messwerte, die eine hohe Aussagekraft über das jeweils vorliegende individuelle Gefäßrisiko haben. Details dazu erörtere ich im Kapitel „Medizin und Vorsorge“.

Die Lunge

Die Lunge ist das Organ, mit dem wir den Sauerstoff – die chemische Formel lautet O_2 – aus der Luft aufnehmen und die Endprodukte des Energiestoffwechsels, vorwiegend Kohlendioxid – die chemische Formel lautet CO_2 –, durch Ausatmen aus unserem Körper entfernen. Der Sauerstofftransport erfolgt über die Lungenbläschen in die Lungenkapillaren und von dort in die Lungenvenen, die das mit Sauerstoff angereicherte Blut zum Herzen bringen und in der bereits erwähnten *Diastole* die Herzkammer füllen. Von dort gelangt das Blut mittels Systole, der Auswurfphase des Herzens, zu den Organen.

Herz, Lunge und die zugehörigen Gefäße bilden eine untrennbare Einheit, die anatomisch und physiologisch aufgeteilt wird in den sogenannten „kleinen Kreislauf" – den Teil des kardiovaskulären Systems, der für den Sauerstoff- und Kohlendioxid-Austausch zuständig ist – und den „großen Kreislauf", mit dem der übrige Körper und das Gehirn versorgt werden. Die komplexe Zusammenarbeit der Organe in diesem System ist unserem Willen entzogen – wir können diese Prozesse nur unterstützen, indem wir uns durch Training fit halten.

Der Zustand unserer Fitness kann durch eine besondere Messung erfolgen: die Feststellung der maximalen Sauerstoffaufnahme-Kapazität, kurz VO2max. Diese Messung wird routinemäßig in sportmedizinischen Instituten durchgeführt und gibt Auskunft darüber, wie sehr unsere Lungen und unsere Lungengefäße in der Lage sind, möglichst viel Sauerstoff aufzunehmen und weiter zu transportieren. Je höher diese Kompetenz ist, desto fitter sind wir.

Man kann also für ein starkes Herzkreislaufsystem mehrere Parameter messen. Wichtig ist jedoch, nicht in eine Art Gesundheitszwang zu verfallen und ständig alles zu messen. Meine Empfehlung: Alles mit Maß und Ziel.

Per aspera ad astra – durch Anstrengung zum Ziel

Wir wissen heute, dass wir die VO2max durch gezieltes Training steigern können. Dazu gehört einerseits die Verbesserung der Grundlagenausdauer – in der Fachsprache: Blue-Zone-Training oder auch GA 2 – und andererseits das Hochintensitätstraining (HIIT). Ziel dieser Bemühungen ist eine Vermehrung der als Mitochondrien bezeichneten „Kraftwerke“ in unseren Körperzellen, speziell in der Muskulatur. Je mehr dort umgesetzt wird, beziehungsweise je besser die Sauerstoffaufnahmekapazität ist, desto leistungsfähiger sind wir und desto besser kann der Energieträger der Zellen, das Adenosintriphosphat – kurz: ATP – produziert werden. Es gilt also, die VO2max möglichst lange auf hohem Niveau zu erhalten. Dann fallen uns Anstrengungen auch im späteren Leben leichter – und wir bleiben im LLL-Modus.

Halten Sie sich immer vor Augen: Ein leichteres Leben ist nur möglich, wenn wir auch Anstrengungen in Kauf nehmen, denn nur über die Anstrengung werden die Dinge leichter. Dieses Wissen wurde schon in der Antike erlangt, wie wir an einem lateinischen Spruch sehen: „Per aspera ad astra – über die steilen Wege zu den Sternen“, sprich: durch Anstrengung zum Ziel. Das Wissen über die Funktionsweise unseres Herzkreislaufsystems und die Rolle der Lunge hilft uns dabei, dranzubleiben.

Wissenschaftliche Quellen

1. Patnode CD, Evans CV, Senger CA, Redmond N, Lin JS. Behavioral Counseling to Promote a Healthful Diet and Physical Activity for Cardiovascular Disease Prevention in Adults Without Known Cardiovascular Disease Risk Factors: Updated Systematic Review for the U.S. Preventive Services Task Force [Internet]. Rockville (MD): Agency for Healthcare Research and Quality (US); 2017 Jul. Report No.: 15-05222-EF-1. PMID: 29364620.

2. Al-Mallah MH, Sakr S, Al-Qunaibet A. Cardiorespiratory Fitness and Cardiovascular Disease Prevention: an Update. Curr Atheroscler Rep. 2018 Jan 16;20(1):1. doi: 10.1007/s11883-018-0711-4. PMID: 29340805.

3. Craighead DH, Heinbockel TC, Freeberg KA, Rossman MJ, Jackman RA, Jankowski LR, Hamilton MN, Ziemba BP, Reisz JA, D'Alessandro A, Brewster LM, DeSouza CA, You Z, Chonchol M, Bailey EF, Seals DR. Time-Efficient Inspiratory Muscle Strength Training Lowers Blood Pressure and Improves Endothelial Function, NO Bioavailability, and Oxidative Stress in Midlife/Older Adults With Above-Normal Blood Pressure. J Am Heart Assoc. 2021 Jul 6;10(13):e020980. doi: 10.1161/JAHA.121.020980. Epub 2021 Jun 29. PMID: 34184544; PMCID: PMC8403283.

4. Sloan RA. Estimated Cardiorespiratory Fitness and Metabolic Risks. Int J Environ Res Public Health. 2024 May 16;21(5):635. doi: 10.3390/ijerph21050635. PMID: 38791849; PMCID: PMC11120962. Reiterer M, Branco CM. Endothelial cells and organ function: applications and implications of understanding unique and reciprocal remodelling. FEBS J. 2020 Mar;287(6):1088-1100. doi: 10.1111/febs.15143. Epub 2019 Dec 4. PMID: 31736207; PMCID: PMC7155104.

5. Rajendran P, Rengarajan T, Thangavel J, Nishigaki Y, Sakthisekaran D, Sethi G, Nishigaki I. The vascular endothelium and human diseases. Int J Biol Sci. 2013 Nov 9;9(10):1057-69. doi: 10.7150/ijbs.7502. PMID: 24250251; PMCID: PMC3831119. Millet GP, Burtscher J, Bourdillon N, Manferdelli G, Burtscher M, Sandbakk Ø. The V˙O2max Legacy of Hill and Lupton (1923)-100 Years On. Int J Sports Physiol Perform. 2023 Sep 28;18(11):1362-1365. doi: 10.1123/ijspp.2023-0229. PMID: 37770066.

6. Wang JC, Bennett M. Aging and atherosclerosis: mechanisms, functional consequences, and potential therapeutics for cellular senescence. Circ Res. 2012 Jul 6;111(2):245-59. doi: 10.1161/CIRCRESAHA.111.261388. PMID: 22773427.

7. Snijckers RPM, Foks AC. Adaptive immunity and atherosclerosis: aging at its crossroads. Front Immunol. 2024 Apr 15;15:1350471. doi: 10.3389/fimmu.2024.1350471. PMID: 38686373; PMCID: PMC11056569.

8. Wilson C, Lee MD, Buckley C, Zhang X, McCarron JG. Mitochondrial ATP Production is Required for Endothelial Cell Control of Vascular Tone. Function (Oxf). 2022 Dec 9;4(2):zqac063. doi: 10.1093/function/zqac063. PMID: 36778749; PMCID: PMC9909368.

9. Akyuz A. Exercise and Coronary Heart Disease. Adv Exp Med Biol. 2020;1228:169-179. doi: 10.1007/978-981-15-1792-1_11. PMID: 32342457.

4. KAPITEL

BEWEGUNG UND SPORT

Zu diesem Kapitel gibt es eine etwas längere Einführung. Und ich falle gleich mit der Tür ins Haus: Regelmäßige Bewegung ist ein absolutes Muss für unsere Gesundheit – da gibt's kein Drumherum. Die gute Nachricht: Sie müssen kein Fitnessguru oder Marathonläufer werden, um davon zu profitieren. Fitnessstudios und Sportplätze sind nicht jedermanns Lieblingsorte – und das ist okay. Es geht darum, sich regelmäßig und mit etwas Schwung zu bewegen. Genau hier liegt der Zauber: in der Konstanz und der richtigen Mischung aus Leichtigkeit und Herausforderung.

Vielleicht spielen Sie alle paar Wochen ein lockeres Tennis-Doppel mit Freunden oder sausen jedes Jahr im Februar die Skipisten hinunter – das macht Spaß, keine Frage. Doch so schön diese Momente sind, für Ihren Körper ist das wie der berühmte Tropfen auf den heißen Stein. Ähnlich verhält es sich, wenn Sie täglich leichte Bewegung machen – etwa, indem Sie im Garten werkeln oder zur Arbeit zu Fuß gehen. Es ist besser als nichts, aber es stärkt nicht Ihr Herz und hält auch Ihre Muskeln nicht fit.

Diese Ernüchterung soll Ihnen aber nicht den Mut nehmen. Hier kommt etwas, das Sie wieder aufmuntert: Sie haben die Zügel selbst in der Hand. Was Sie brauchen, ist regelmäßige

Bewegung, die ab und zu auch mal Ihren Puls in die Höhe treibt. Wie Sie diese abwechselnden Belastungen durchführen, können Sie so gestalten, wie es am besten zu Ihnen passt. Vielleicht hilft der folgende Satz dabei: Ausgewogene Ernährung und regelmäßige Bewegung sind Ihre wichtigsten Verbündeten auf dem Weg zu einem längeren, gesünderen Leben.

Für unser Wohlbefinden brauchen wir eine Prise von allem:

- Ausdauer, um das Herz fit zu halten,
- Kraft, damit Muskeln und Knochen stark bleiben,
- Koordination, für ein gutes Zusammenspiel von Kopf und Körper,
- Geschicklichkeit, die uns im Alltag sicherer macht,
- Beweglichkeit, damit wir uns frei und leicht fühlen.

Uns geht es ja hier vor allem um die Leichtigkeit, daher werde ich Ihnen keine fixen Trainingsprogramme verordnen, sondern die wesentlichen und grundlegenden Empfehlungen aussprechen, die jeder für sich modulieren und gestalten kann.

Die **„Länger. Leichter. Leben."-Tipps** für Sport und Bewegung:

1. Erklären Sie Bewegung und Sport zu einem festen Bestandteil Ihres Lebens. Halten Sie sich stets vor Augen: „Regelmäßiger Sport erhöht meine Fitness und Lebenserwartung. Meine Stimmung und Leistungsfähigkeit – körperlich wie geistig – werden dadurch bleibend besser.
2. Regelmäßigkeit ist die wichtigste Bedingung für die Effektivität: Lieber zweimal die Woche regelmäßig Sport machen, als sich alle drei Wochen vier Tage hintereinander zu verausgaben.

3. Treffen Sie eine Vereinbarung mit sich selbst – ohne Zwang, einfach mit einem „innerem Handschlag". Dem Fitness-Center, mit dem Sie einen Vertrag haben, ist es egal, ob Sie kommen oder nicht. Aber Ihnen selbst ist es im Innersten nie egal, ob Sie einen Vertrag mit sich selbst einhalten oder nicht. Man kann sich selbst letztlich auch nicht auf Dauer belügen.

4. Machen Sie Bewegung zu Ihrem täglichen Begleiter. Ein Spaziergang oder ein paar Treppen reichen schon, um Sport in Ihr Leben zu holen. Vermeiden Sie, so gut es geht, jeden Lift. Gehen Sie immer zu Fuß in jedem Treppenhaus – allein schon diese kleine Anstrengung hat in Summe einen enormen Trainingseffekt.

5. Bauen Sie in Ihren Alltag sogenannte Mikrotrainings ein. Am Arbeitsplatz zwischendurch (ich empfehle drei Mal) 20 Kniebeugen und 10 Liegestütze machen (zum Start: gegen die Wand) – das geht fast immer und überall und kräftigt Sie!

6. Folgen Sie der Empfehlung der WHO, der Weltgesundheitsbehörde: Jeder von uns sollte pro Woche mindestens 150 Minuten Sport betreiben. Das sind etwa zweieinhalb Stunden; wobei Sie diese Zeit auf zwei oder besser noch drei Einheiten pro Woche unterteilen sollen. Drei Mal 50 Minuten klingt auch gleich nicht mehr so bedrohlich.

7. Machen Sie jede Woche drei Arten von Training: Ausdauer, Kraft und Koordination und betrachten Sie das Kraft- sowie das Ausdauertraining als das Fundament. Ich empfehle zwei Mal pro Woche 30–45 Minuten Ausdauersport, zweimal 30 Minuten Krafttraining und zweimal 15 Minuten Ge-

schicklichkeitsübungen (Näheres dazu im Teil „Vertiefendes Wissen"). Ich weiß, das ergibt sechs Trainingseinheiten – ich möchte Sie nicht hereinlegen, sondern dazu ermutigen, der WHO-Empfehlung noch eins draufzusetzen. Und Sie können die Kraft- und die Geschicklichkeitsübungen zusammenlegen – dann kommen Sie auf vier Sporteinheiten pro Woche. Wenn Sie zu Beginn nur eine Einheit Ausdauer schaffen – super! Wichtig ist, dass Sie auf die Balance zwischen Kraftsport, Ausdauersport und Regeneration achten.

8. Trainingspausen und Regeneration sind genauso wichtig wie die „sportlichen" Tage der Anstrengung und des Trainingsreizes. Auf einen Tag der körperlichen Anstrengung – ob zwei Stunden Möbel in den zweiten Stock tragen oder Fußballtraining – soll ein Ruhetag folgen.

9. Wenn Sie unsicher sind, was Sie wann und wie tun sollen, leisten Sie sich für den Anfang einen Trainer. Ein Profi kann Sie mit 10 Einheiten und einer guten Trainingssteuerung langfristig auf den richtigen Weg bringen.

10. Bedenken Sie immer: Sport ist anstrengend, kostet während der Ausübung Kraft – aber durch diese Anstrengung und Ihre Disziplin kommen Sie dorthin, wo Sie hinwollen: zum **„Länger. Leichter. Leben."**. Sportlichen Menschen fällt es wesentlich leichter, die Hürden des Lebens zu bewältigen. Ein kleines Beispiel: Ein Couch-Potato, der schon im ersten Stock schnauft, wird sich weniger wohl in seiner Haut fühlen – und einen anderen Eindruck hinterlassen – als ein fitter und trainierter Mensch. Und während Sie schon im dritten Stock sind und mit dem Chef Small Talk führen, muss der Couch-Potato im zweiten Stock Pause machen.

11. Halten Sie Ihre Vereinbarungen mit sich selber immer ein; es macht das regelmäßige Training leichter. Vergegenwärtigen Sie sich stets: Sie sind nur sich selbst Rechenschaft schuldig. Wenn Sie Ihre eigenen Verträge erfüllen, wird Sie das glücklich machen und ihr Gemüt erleichtern.

12. Wenn Sie sich nicht fit fühlen oder kränkeln, machen Sie eine Pause.

Es geht nicht darum, alles auf einmal zu meistern, sondern eine bunte Mischung umzusetzen, die Freude macht. Lassen Sie sich inspirieren – Schritt für Schritt, in Ihrem Tempo. Halten Sie sich an die Empfehlungen in diesem Kapitel, und Sie werden sich bald fitter und stärker fühlen und das Leben leichter nehmen können.

Sollten Sie neugierig sein, welche wissenschaftliche Basis die Empfehlungen dieser Liste zugrunde liegt, folgen Sie mir – auf der nächsten Seite wird es richtig spannend.

BEWEGUNG UND SPORT

VERTIEFENDES WISSEN

Kommen Sie mit mir auf eine kleine Reise zu den physiologischen Grundlagen des Sports – und warum Ertüchtigung so wichtig ist. Die Aktivitäten, die ich Ihnen gleich vorstelle, sind wie Zutaten für Ihre Gesundheit. Das Beste daran: Sie können sie ganz nach Ihrem Geschmack zusammenstellen.

Sport ist eines der wirksamsten Mittel für Ihre Gesundheit – weltweit belegen Studien dies jedes Mal aufs Neue. Regelmäßige Bewegung mit moderater Intensität fördert die Durchblutung Ihres Gehirns, versorgt es mit mehr Sauerstoff und kann sogar die Gehirnfunktion verbessern. Deshalb gilt Sport inzwischen als wichtige Vorbeugung gegen Demenz.

Ihre Muskeln und Knochen profitieren ebenfalls: Belastung stärkt die Muskelfasern und schützt – neben der Ernährung und den Hormonen – vor Osteoporose. Sie bleiben beweglich, Ihre Figur verbessert sich, ein fitter Bewegungsapparat sichert Ihnen langfristig Selbstständigkeit. Durch moderates Training, wie wir es hier behandeln, (und durch die Regenerationsphasen) wird Ihr Immunsystem robuster – besonders durch Aktivität an der frischen Luft. Ihr Herzkreislaufsystem arbeitet effizienter, Ihre Stimmung hebt sich, und selbst der Schlaf wird tiefer. Die Intensität sollte dabei sowohl anaerobe (kräftigende) als auch aerobe (Ausdauer-) Bereiche umfassen – vom Spaziergang bis zum gezielten Training.

Die Kraftwerke der Zellen: Mitochondrien

Im Mittelpunkt steht ein biologisches Wunderwerk: die Mitochondrien, die „Kraftwerke" Ihrer Zellen. Mitochondrien sind, einfach ausgedrückt, zahllose winzige Energiefabriken, die dafür sorgen, dass Sie durch den Tag kommen. Sie sitzen in fast jeder Zelle Ihres Körpers und wandeln Nährstoffe wie Zucker und Fett in Energie um. Diese Energie heißt Adenosintriphosphat, kurz ATP, und sie ist der Treibstoff für alles, was Sie tun: vom Spazierengehen über das Treppensteigen bis hin zum Nachdenken über dieses Kapitel.

Wie machen sie das? Die Mitochondrien nehmen Glukose aus Ihrem Blut oder Fettsäuren aus Ihren Reserven und verbrennen sie mit Hilfe von Sauerstoff. Dabei entstehen ATP und, als Nebenprodukt, ein bisschen Kohlendioxid und Wasser. Diese Arbeit hält Ihren Motor am Laufen, besonders bei Ausdauersport, wo die Mitochondrien auf Hochtouren arbeiten.

Je aktiver Sie sind, desto fleißiger werden Ihre Mitochondrien. Regelmäßige Bewegung – schon moderate Spaziergänge – steigert deren Zahl und Effizienz, vor allem in den Ruhephasen nach der Aktivität. (Auch deshalb sind Pausen wichtig!) Das bedeutet mehr Energie für Sie, weniger Müdigkeit und einen gestärkten Stoffwechsel. Wissenschaftler nennen die Mitochondrien nicht umsonst die „Schlüssel zur Langlebigkeit".

Wenn Sie also das nächste Mal die Schuhe schnüren, denken Sie daran: Sie tun nicht nur Ihren Muskeln einen Gefallen, sondern setzen auch Ihre Mitochondrien in Gang – ein kleiner Schritt für Sie, ein großer Gewinn für Ihre Zellen.

Sport als Energieschub für die Zellen

Dieser Prozess erklärt, warum Sport so tiefgreifend wirkt: Er steigert die Energieproduktion auf Zellebene. Sinkt die Zahl der Mitochondrien – etwa mit dem Alter –, fühlen Sie sich schwächer, und Alterungsprozesse beschleunigen sich. Sport kehrt das um: Er trainiert Ihre Mitochondrien, hält sie fit und aktiv. ATP können Sie nicht zuführen; es muss täglich milliardenfach in Ihren Zellen entstehen – unterstützt durch eine ausgewogene Ernährung.

Was heißt das für Ihr Training?

Ihr Sportprogramm sollte vielfältig sein, denn verschiedene Aktivitäten fördern die Mitochondrien unterschiedlich. Krafttraining stärkt Ihre Muskeln und Knochen, Ausdauertraining boostet Herz und Lunge – beides zusammen ist ideal. Ob Sie abnehmen, Muskeln aufbauen oder einfach fit bleiben wollen: Die Mischung macht's. Für den Alltag reicht oft schon eine Balance aus moderater Bewegung – etwa Treppensteigen oder Spazierengehen – und gezielten Übungen.

Ein starkes Fundament fürs Leben

Sport ist kein Entweder-oder, sondern ein Und. Kombinieren Sie Kraft und Ausdauer als Basis, ergänzt durch Beweglichkeit und Koordination. Welche Aktivität die richtige ist, hängt von Ihren Zielen und Vorlieben ab. Wichtig bleibt: Regelmäßigkeit und Ausgewogenheit stärken Ihre Zellen – und damit Sie.

Sportmedizinische Studien zeigen, dass schon tägliche Spaziergänge von gerade mal 15 Minuten Ihre Herz-Kreislauf-Gesundheit spürbar verbessern können. Vergessen Sie die oft zitierten 10.000 Schritte, die man pro Tag machen soll – das ist in erster Linie ein Marketinggag. Für den Einstieg reicht es völlig, ein paar Mal pro Woche feste Schuhe anzuziehen und loszugehen.

Natürlich hängt alles davon ab, wo Sie stehen. Starten Sie nach Jahren ohne Sport? Dann ist jeder Schritt ein Gewinn. Oder sind Sie bereits fit und möchten noch besser werden? Dann bauen Sie auf Ihrem Fundament auf. Es gibt kein „zu spät" oder „zu wenig". Es geht auch nicht darum, Ihnen starre Trainingspläne aufzuerlegen – das wäre weder praktisch noch einladend. Stattdessen möchte ich Ihnen die Basics mitgeben, die Sie ganz entspannt an Ihre Bedürfnisse anpassen können. Bewegung darf leicht sein und Spaß machen – gerade um diese Leichtigkeit geht es uns ja.

Ausdauersport - die Kunst, dranzubleiben

Was macht Ausdauersport so besonders? Ganz einfach: Es geht um die Zeit, die Sie sich schenken – der Begriff sagt es ja schon. Ausdauersport beginnt mit einem entspannten Spaziergang und reicht bis zum Ultramarathon. Beim LLL-Konzept steht die Grundlagenausdauer neben dem Krafttraining an erster Stelle. Sie ist der sogenannte „Blue Zone"-Bereich, in dem Ihr Körper hauptsächlich Sauerstoff verbraucht, also aerob arbeitet. Das ist nicht nur effektiv, sondern führt gewissermaßen sanft zur Gesundheit.

Wie lange sollte so eine Einheit dauern? Idealerweise 45 bis 60 Minuten – so entfaltet sich der volle Trainingseffekt. Ihre Herzfrequenz bleibt dabei bei etwa 60–70 % Ihres Maximalpulses. Warum das so wichtig ist, erkläre ich gleich bei den Begriffen „aerob“ und „anaerob“. Und wie oft sollen Sie trainieren? Zwei Mal pro Woche ist ein gutes Ziel.

- Eine Einheit mit 60 Minuten in der „Blue Zone“, zum Beispiel langsames Laufen oder zügiges Gehen.
- Eine zweite Einheit mit 40 Minuten Grundlage, ergänzt um 20 Minuten Intervalltraining, Sprints oder Hügelstrecken.
- Kein Lauf-Fan? Starten Sie mit einer Sportart, die Ihnen liegt – mit einem Spaziergang, der mit der Zeit länger wird, Radfahren oder Schwimmen. Es geht nicht um Höchstleistungen, sondern darum, sich wohler zu fühlen – Schritt für Schritt, in Ihrem persönlichen Rhythmus.
- Widmen Sie 80 % der Zeit der Grundlage und nur 20 % intensiveren Phasen – so bleibt Ihr Bewegungsprogramm ausgeglichen.
- Wie bereits erwähnt, empfehle ich mit der Zeit eine dritte Einheit mit Koordinations- und Geschicklichkeitsübungen – dazu später mehr.

Ihr optimaler Trainingspuls

Mein Tipp: Bloß nicht zu viel herumrechnen. Manche Menschen machen deshalb keinen Sport, weil sie genau das vermeiden wollen: Rechnen, Pulsmessen, Messgeräte, Schrittzähler … Sie brauchen das alles nicht. Sie müssen nur einmal die Grundlage legen, danach ist es unkompliziert. Versprochen.

Wie finden Sie Ihren perfekten Puls? Am genauesten geht's mit einem sportmedizinischen Test – idealerweise inklusive der sogenannten VO_2max-Messung, also der Feststellung der maximalen Sauerstoffaufnahme. Für den Einstieg reicht aber eine Faustregel: Maximalpuls = 220 minus Lebensalter.

Ein Beispiel: Mit 50 Jahren liegt Ihr Maximalpuls bei etwa 170 Schlägen pro Minute, Ihr optimaler Trainingspuls zwischen 100 und 120. Achtung: Das ist nur ein grober Richtwert, denn jeder Körper tickt etwas anders. Wenn Sie es präzise wollen oder gesundheitliche Unsicherheiten haben – etwa bei Problemen mit dem Blutdruck oder Kreislauf –, lassen Sie sich vorher von einem Internisten checken. Ein Belastungs-EKG, Ultraschall und eine Blutanalyse geben Klarheit und Sicherheit.

Warum sich das lohnt: Grundlagenausdauer

Die Grundlagenausdauer ist ein echtes Geschenk für Ihren Körper. Sie stärkt das Herz-Kreislauf-System, kann hohen Blutdruck nachhaltig senken, verbessert Cholesterin- und Blutzuckerwerte, kräftigt Herz und Gefäße – und wirkt obendrein entspannend. Als Bonus hilft sie, Ihr Gewicht zu halten oder sogar Fett abzubauen, wenn Sie die Einheiten etwas ausdehnen.

Fettverbrennung - Mythos und Wahrheit

Rund um Ausdauersport und Fettabbau gibt es verschiedene Meinungen. Die einen schwören auf lange, ruhige Einheiten, die anderen auf intensive Sprints oder Krafttraining. Beide Seiten haben recht – nur anders, als man denkt. Bei einem langen Lauf oder etwa 90 Minuten zügigem Marschieren, verbrennt Ihr Körper zwar mehr Zucker als Fett, aber insgesamt schmilzt doch eine spürbare Menge Fett dahin. Bei kurzen, intensiven Einheiten wie Sprints ist der Kalorienverbrauch pro Minute höher – und obwohl die Zeit kürzer ist, kann das Ergebnis ähnlich sein. Fazit: Beides zählt. Lange Einheiten und intensive Momente ergänzen einander, greifen auf Fett- und Zuckerreserven zu und bringen Ihren Stoffwechsel in Schwung.

Was heißt denn nun aerob und anaerob?

An dieser Stelle wollen wir uns mit den bereits genannten Begriffen „aerob" und „anaerob" näher beschäftigen. Es klingt wie trockene Biochemie – die beiden Prozesse sind aber der Schlüssel, um zu verstehen, wie unser Körper Energie für Bewegung bereitstellt. Lassen Sie uns das gemeinsam aufdröseln.

Bei der aeroben Energiegewinnung arbeitet Ihr Körper wie ein geduldiger Kraftstoffmeister: Blutzucker (Glukose) wird mithilfe von Sauerstoff in den Mitochondrien – unseren kleinen Zellkraftwerken – in ATP umgewandelt. ATP ist der Energietreibstoff, den wir für jede Bewegung brauchen. Bei längeren, moderaten Aktivitäten, wie einem entspannten Dauerlauf, sorgt diese „aerobe Glykolyse" für einen stetigen Nachschub. Wenn der Zucker aus den Glykogenspeichern aufgebraucht ist, greift der Körper auf Fettreserven zurück. Deshalb lohnt es sich, bei der Grundlagenausdauer etwas länger dranzubleiben – so wird auch Fett verbrannt.

Die anaerobe Energiegewinnung ist dagegen der Turbo-Modus: Wenn es schnell gehen muss – etwa bei Sprints oder heftigen Muskelkontraktionen – wird ATP ohne Sauerstoff erzeugt. Das passiert nicht in den Mitochondrien, sondern direkt im Zellplasma, wo ATP und Kreatinphosphat blitzschnell gespalten werden. Diese Energie steht nur für wenige Sekunden zur Verfügung. Hält die Anstrengung länger an, wird Glukose unvollständig verbrannt, und es entsteht Laktat – die berühmt-berüchtigte

Milchsäure, die wir in ihrer in der Muskulatur abgelagerten Form als Muskelkater kennen. Übrigens: Auch hier wird Fett genutzt, nur anders als beim „ruhigen" Training.

Diese Prozesse finden nicht getrennt statt, sondern laufen bei jeder sportlichen Aktivität parallel ab – je nach Intensität. Ihr Trainingszustand spielt dabei eine große Rolle: Je fitter Sie sind, desto geschickter schaltet Ihr Körper zwischen den Modi hin und her.

Nun wird klar, warum Vielfalt der Schlüssel zur Gesundheit ist. Eine kluge Mischung aus Grundlagenausdauer, intensiven Momenten und Krafttraining bringt Ihren Körper in Schwung – und das auf eine Weise, die sich leicht und gut anfühlt. Sie müssen kein Chemielehrer sein, um loszulegen – ein Spaziergang heute, ein paar schnelle Schritte morgen, und schon sind Sie mittendrin. Aus persönlicher Erfahrung kann ich Ihnen zudem sagen: Der Spruch „Mit dem Essen kommt der Appetit" lässt sich auch auf Sport umlegen – Bewegung macht Lust auf mehr Bewegung.

Krafttraining - mehr als nur Muskeln

Wussten Sie, dass ein gut trainierter Körper nicht nur stark aussieht, sondern Ihnen auch das Leben leichter macht? Muskeln sind der Schlüssel – sie geben Ihnen Figur, Kraft und Ausdauer, um länger mit Schwung durch den Alltag zu gehen. Das Beste daran: Muskeln verbrauchen selbst im Ruhezustand mehr Energie als Fett – rund um die Uhr. Mit einer soliden Muskelmasse und wenig Körperfett verbrennen Sie auch beim Entspannen mehr Kalorien als jemand mit weniger Muskeln. Es geht also nicht ums Körpergewicht an sich, sondern um die Balance zwischen Muskeln und Fett.

Denken Sie komplett um: Das Gewicht ist nicht entscheidend.

Muskelmasse wiegt etwa 12–15 % mehr als Fett. Deshalb ist nicht die Zahl auf der Waage, worauf es ankommt – entscheidend ist das Verhältnis von Muskeln zu Fett. Ich ärgere mich regelmäßig über Schlagworte wie „Gewicht verlieren“ oder „Kilos purzeln lassen“, die in die Irre führen. Bei LLL geht es nicht darum, an Kilos leichter – sondern fitter, gesünder und stärker zu werden und damit leichter durchs Leben zu gehen.

Fettabbau und Muskelaufbau – das Dreamteam

Wenn wir von „Abnehmen“ sprechen, meinen wir im Grunde „eine bessere Figur bekommen“. Dafür sollten wir die Waage links liegen lassen und uns auf den Fettabbau konzentrieren – während wir Muskeln aufbauen. Stellen Sie sich zwei Menschen vor: Beide sind gleich groß und bringen gleich viele Kilos auf die Waage – und doch könnten sie nicht unterschiedlicher aussehen. Der eine strahlt mit breiten Schultern und definierter Muskulatur, der andere kämpft mit Hüftspeck und Bauchfett. Woran liegt's? Am Training, an der Ernährung und der Körperzusammensetzung – nicht an der Zahl auf der Waage.

Das gilt für Männer und Frauen gleichermaßen: Krafttraining ist keine reine Männerdomäne. Ob Hanteln, Körpergewicht oder Widerstandsbänder – es ist für alle eine passende Methode da. Muskeln stärken nicht nur Ihren Stoffwechsel, sondern schützen auch vor Osteoporose, fördern Herz und Kreislauf und machen den Alltag spürbar leichter – sei es beim Einkauftragen oder beim Spielen mit den Enkeln.

Mehr Kraft, weniger Fett

Krafttraining ist kein Hexenwerk, sondern ein Geschenk an sich selbst. Sie müssen keine Gewichte stemmen wie ein Bodybuilder – schon kleine Übungen mit dem eigenen Körpergewicht oder leichten Hanteln bringen Sie weiter. Krafttraining ist einfacher, als Sie vielleicht denken. Für den Gesundheitssportler reichen schon zwei Einheiten pro Woche, um spürbare Fortschritte zu machen. Wichtig ist, dass Sie eine Methode wählen, die zu Ihnen passt. Und hier ein kleiner Geheimtipp: Gerade im Alter sollten Sie die Gewichte nicht scheuen! Schwere Hanteln in verschiedenen Ausführungen oder viele Wiederholungen halten Ihre Muskeln fit und stark – ganz egal, ob Sie 50, 60 oder älter sind.

Eine einfache Anleitung zum Krafttraining

Mit Bodyweight-Training bauen Sie gezielt Kraft auf, und alles, was Sie dafür benötigen, ist eine Matte und ein bisschen Motivation. Das Ziel ist, Ihre Muskeln so zu fordern, dass Sie am Ende einer Übung merken: „Jetzt ist Schluss!" Das nennt sich Muskelermüdung – und genau da passiert der Zauber. Wichtig ist dabei die korrekte Ausführung der Übungen: Präzision schlägt Intensität und Gewicht. Nur so holen Sie das Beste raus und schützen sich vor Verletzungen.

Am Anfang hilft ein Profi – ein Trainer, Physiotherapeut oder ein sportbegeisterter Freund –, Ihnen die Technik zu zeigen. Videos im Netz sind praktisch, aber nichts ersetzt den direkten Austausch. Sobald Sie den Dreh raushaben, können Online-Tipps eine großartige Ergänzung sein.

Hier ein einfacher Plan für zu Hause:

- Liegestütze: 3 Sätze, so viele Wiederholungen, wie Sie schaffen – mit der Zeit werden es mehr. Wenn Sie ganz neu beginnen, starten Sie mit Liegestützen gegen die Wand.
- Planks: Unterarme aufstützen, Körper gerade, 3 × 1 Minute halten, dazwischen 30–60 Sekunden Pause.
- Kniebeugen: 3 × 30 oder bis zum Muskelbrennen – hüftbreit stehen, Rücken gerade, Knie nach außen.
- Klimmzüge: Knifflig, aber genial – es gibt leichtere Varianten für den Einstieg.
- Dips: Verkehrte Liegestütze, z. B. an einer Bank.
- Ausfallschritte: Für Beine und Balance.
- Thera-Bänder: Widerstand leicht gemacht.

Noch einmal: Lassen Sie sich als Einsteiger die Basics von jemandem zeigen, der sich auskennt. Eine saubere Technik bringt Sie schneller voran und hält Sie sicher. Auch im Fitnessstudio helfen Trainer mit Geräten und Gewichten – fragen Sie ruhig nach deren Erfahrung und wie sie Ihre Ziele unterstützen können. Nicht jedes Programm passt zu Ihnen, also machen Sie Ihr eigenes.

Koordinationstraining – Gehirn und Körper im Team

Koordination ist wie ein Tanz zwischen Gehirn, Muskeln und Gelenken – und hält uns fit bis ins hohe Alter. Alles, was schnelle Reaktionen, gezielte Bewegungen oder Gleichgewicht fordert, zählt dazu: Ballspiele, Sprünge oder Balanceübungen. Indem unsere neuronalen Netzwerke gestärkt werden, schützen wir uns auch vor Demenz. Gleichgewicht und Geschicklichkeit gehen dabei Hand in Hand.

Einfache Übungen, die Spaß machen:

- Ballspiele: Werfen Sie sich mit Freunden einen Ball zu – wie früher als Kinder im Wald oder Park. Oder versuchen Sie, einen Basketball zu versenken.
- Standwaage: Täglich üben, auch „Schwalbe" genannt – ein Bein nach hinten und so hoch wie möglich strecken, Balance halten.
- Einbeinstand: Mehrmals wöchentlich 30 Sekunden auf einem Bein stehen, gern mit geschlossenen Augen – eine echte Herausforderung!

Mein Tipp für Sie: Starten Sie mit etwas, das Ihnen liegt – zwei Mal Krafttraining pro Woche, ein paar spielerische Koordinationsmomente dazu – es geht nicht um Perfektion, sondern um Freude und kleine Erfolge. Sie werden staunen, wie leicht sich stark sein anfühlen kann!

Wissenschaftliche Quellen

1. Garatachea N, Pareja-Galeano H, Sanchis-Gomar F, Santos-Lozano A, Fiuza-Luces C, Morán M, Emanuele E, Joyner MJ, Lucia A. Exercise attenuates the major hallmarks of aging. Rejuvenation Res. 2015 Feb;18(1):57-89. doi: 10.1089/rej.2014.1623. PMID: 25431878; PMCID: PMC4340807.

2. Miko HC, Zillmann N, Ring-Dimitriou S, Dorner TE, Titze S, Bauer R. Auswirkungen von Bewegung auf die Gesundheit [Effects of Physical Activity on Health]. Gesundheitswesen. 2020 Sep;82(S 03):S184-S195. German. doi: 10.1055/a-1217-0549. Epub 2020 Sep 22. PMID: 329849

3. Ungvari Z, Fazekas-Pongor V, Csiszar A, Kunutsor SK. The multifaceted benefits of walking for healthy aging: from Blue Zones to molecular mechanisms. Geroscience. 2023 Dec;45(6):3211-3239. doi: 10.1007/s11357-023-00873-8. Epub 2023 Jul 26. PMID: 37495893; PMCID: PMC10643563.

4. Borde R, Hortobágyi T, Granacher U. Dose-Response Relationships of Resistance Training in Healthy Old Adults: A Systematic Review and Meta-Analysis. Sports Med. 2015 Dec;45(12):1693-720. doi: 10.1007/s40279-015-0385-9. PMID: 26420238; PMCID: PMC4656698.

5. Galloza J, Castillo B, Micheo W. Benefits of Exercise in the Older Population. Phys Med Rehabil Clin N Am. 2017 Nov;28(4):659-669. doi: 10.1016/j.pmr.2017.06.001. PMID: 29031333.

6. Celik O, Yildiz BO. Obesity and physical exercise. Minerva Endocrinol 2021;46:131-44. DOI: 10.23736/S2724-6507.20.03361-1

7. El Assar M, Álvarez-Bustos A, Sosa P, Angulo J, Rodríguez-Mañas L. Effect of Physical Activity/Exercise on Oxidative Stress and Inflammation in Muscle and Vascular Aging. Int J Mol Sci. 2022 Aug 5;23(15):8713. doi: 10.3390/ijms23158713. PMID: 35955849; PMCID: PMC9369066. Du Y, Gao Y, Zeng B, Fan X, Yang D, Yang M. Effects of anti-aging interventions on intestinal microbiota. Gut Microbes. 2021 Jan-Dec;13(1):1994835. doi: 10.1080/19490976.2021.1994835. PMID: 34743658; PMCID: PMC8583001.

8. Chen YL, Ma YC, Tang J, Zhang D, Zhao Q, Liu JJ, Tang HS, Zhang JY, He GH, Zhong CH, Wu YT, Wen HR, Ma LQ, Zou CG. Physical exercise attenuates age-related muscle atrophy and exhibits anti-ageing effects via the adiponectin receptor 1 signalling. J Cachexia Sarcopenia Muscle. 2023 Aug;14(4):1789-1801. doi: 10.1002/jcsm.13257. Epub 2023 May 24. PMID: 37222007; PMCID: PMC10401527.

9. Rønnestad BR, Mujika I. Optimizing strength training for running and cycling endurance performance: A review. Scand J Med Sci Sports. 2014 Aug;24(4):603-12. doi: 10.1111/sms.12104. Epub 2013 Aug 5. PMID: 23914932.

10. Rutherford OM, Jones DA. The role of learning and coordination in strength training. Eur J Appl Physiol Occup Physiol. 1986;55(1):100-5. doi: 10.1007/BF00422902. PMID: 3698983. Carek PJ, Laibstain SE, Carek SM. Exercise for the treatment of depression and anxiety. Int J Psychiatry Med. 2011;41(1):15-28. doi: 10.2190/PM.41.1.c. PMID: 21495519.

11. Harris MB, Kuo CH. Scientific Challenges on Theory of Fat Burning by Exercise. Front Physiol. 2021 Jul 6;12:685166. doi: 10.3389/fphys.2021.685166. PMID: 34295263; PMCID: PMC8290478.

12. Seals DR. Edward F. Adolph Distinguished Lecture: The remarkable anti-aging effects of aerobic exercise on systemic arteries. J Appl Physiol (1985). 2014 Sep 1; 117(5):425-39. doi: 10.1152/japplphysiol.00362.2014. Epub 2014 May 22. PMID: 24855137; PMCID: PMC4157159.

13. Lasevicius T, Schoenfeld BJ, Silva-Batista C, Barros TS, Aihara AY, Brendon H, Longo AR, Tricoli V, Peres BA, Teixeira EL. Muscle Failure Promotes Greater Muscle Hypertrophy in Low-Load but Not in High-Load Resistance Training. J Strength Cond Res. 2022 Feb 1;36(2):346-351. doi: 10.1519/JSC.0000000000003454. PMID: 31895290.

14. De la Rosa A, Olaso-Gonzalez G, Arc-Chagnaud C, Millan F, Salvador-Pascual A, García-Lucerga C, Blasco-Lafarga C, Garcia-Dominguez E, Carretero A, Correas AG, Viña J, Gomez-Cabrera MC. Physical exercise in the prevention and treatment of Alzheimer's disease. J Sport Health Sci. 2020 Sep;9(5):394-404. doi: 10.1016/j.jshs.2020.01.004. Epub 2020 Feb 4. PMID: 32780691; PMCID: PMC7498620.

5. KAPITEL

ENTSPANNUNG UND FREIZEIT

Wir haben es bereits im Kapitel „Sport und Bewegung" gehört: In der Ruhe liegt die Kraft. Wie unsere Muskeln braucht auch unser Geist Pausen, um Erlebtes zu verarbeiten und sich zu regenerieren.

Die LLL-Tipps für Freizeit und Urlaub sind denkbar einfach:

1. Achten Sie als Erwachsener darauf, jede Nacht mindestens sechs, besser noch sieben Stunden Schlaf zu bekommen. Körper und Geist sollten mindestens vier Schlafzyklen zu je etwa 90 Minuten durchlaufen, das sind sechs Stunden. Optimal sind fünf Schlafzyklen, also siebeneinhalb Stunden.
2. Machen Sie mehrmals pro Woche, am besten täglich, Atemübungen. Ganz einfach: Ans offene Fenster stellen, 10 × ein und ausatmen, dabei stets etwas länger aus- als einatmen.
3. Lassen Sie Langeweile zu. Beim Warten an der Haltestelle oder im Wartezimmer, bei der Fahrt ins Büro – machen Sie mal gar nichts. Nehmen Sie die Unruhe wahr, die Sie anfangs entwickeln, geben Sie dieser aber nicht nach. Ein anderes Beispiel: Versuchen Sie, dem gerade einfahrenden Bus nicht hinterher zu hechten. Haben Sie noch genügend Zeitpuffer, um ins Büro oder zum Termin zu kommen? Dann lassen Sie

den Bus doch mal ohne Sie abfahren. Solche kleinen Alltagsübungen sind Mikro-Learnings für Geist und Seele, die Ihnen helfen, loszulassen und manches gelassener zu sehen.

4. Tauschen Sie Alkohol, Zigaretten oder Schokolade gegen andere Entspannungsmöglichkeiten. Relaxt Kräutertee trinken, Tagebuch führen, Entspannungsübungen machen … Es gibt für jeden Geschmack eine passende, gesündere Methode.

5. Gehen Sie so oft wie möglich offline: Schalten Sie täglich einmal Ihr Handy ab, gönnen Sie sich mindestens zwei Stunden offline. Im Urlaub lassen Sie das Handy im Hotelsafe und schauen nur einmal in der Woche nach, ob es etwas wirklich Wichtiges gibt. Ihren Angehörigen zu Hause geben Sie vor der Abreise einfach die Nummer des Hotels für etwaige Notfälle – wie man es in der Zeit vor Internet und Handy auch getan hat.

6. Widerstehen Sie den Freizeitzwängen: Man muss nicht jedes neu eröffnete Restaurant testen, jeden neuen Film möglichst bald ansehen, in Freizeitparks das Wochenende verbringen oder dauernd irgendwelche Events besuchen. Man kann auch einfach ein paar Stunden wandern gehen oder zu Hause bleiben und ein Buch lesen.

7. Stichwort Buch: Statt stundenlang durch Instagram zu scrollen oder mit Fremden im Internet zu diskutieren und schließlich sinnentleert und erschöpft das Handy wegzulegen, ist es nachweislich besser, ein gutes Buch zu lesen oder einen ausgedehnten Spaziergang zu unternehmen.

8. Absolvieren Sie Ihren Urlaub nicht immer „all inclusive" samt Animation und Rahmenprogramm. Lassen Sie Raum fürs Nichtstun – und sich selbst auf Neues ein.

9. Freizeit als Reise ins Ich: Ihre arbeitsfreie Zeit gehört nur Ihnen und Ihrer Familie beziehungsweise Ihren Kindern. Und ein Teil davon gehört wirklich nur Ihnen ganz allein. Der Zeitraum, in dem Sie ohne Hilfsmittel in Ihr ureigenstes Inneres reisen. Meditation, Atemübungen, Yoga, leichter Sport – suchen Sie die für Sie passende Methode aus und streben Sie danach, mindestens ein- oder zweimal pro Woche Zeit nur für sich zu haben.

Entspannung bedeutet manchmal, den Kopf einfach frei zu lassen. Machen Sie diese Empfehlungen zu Ihren persönlichen Lebensregeln und erweitern Sie diese nach Lust und Laune. Mehr müssen Sie im Grunde nicht tun, um eine garantierte Wirkung zu spüren.

Falls Sie jedoch neugierig sind, warum sechs Stunden Schlaf für einen Erwachsenen das Minimum darstellen, was Stress in unserem Körper anrichten kann oder was Atemübungen wirklich bewirken, dann sind die folgenden Seiten genau das Richtige für Sie.

ENTSPANNUNG UND FREIZEIT

VERTIEFENDES WISSEN

Kaum zu glauben, wie viel Wissenschaft in der Ruhe steckt. Unzählige Studien widmen sich diesem Feld und eröffnen uns einen Blick darauf, was in Körper und Geist passiert, wenn wir ihnen eine Pause gönnen. Ich habe es bereits früher betont: Ohne Auszeit kein Erfolg. Also wollen wir die Pausetaste für das Chaos da draußen drücken – und in die Welt der Entspannung eintauchen.

Schlaf - der stille, unterschätzte Held

Lange wurde Schlaf stiefmütterlich behandelt, doch heute wissen wir: Schlaf ist eine der wichtigsten Grundlagen für die Gesundheit. Erwachsene brauchen zwischen 6 und 8 Stunden pro Nacht, um fit und ausgeglichen zu bleiben. Eine ungestörte Nachtruhe ist wie ein Reset für Körper und Geist. Währenddessen durchläuft der Körper verschiedene Schlafphasen, die jeweils eigene Aufgaben erfüllen. Sehen wir uns diese eine nach der anderen an:

Der Leichtschlaf

Im Leichtschlaf, der etwa 50 bis 60 Prozent der Schlafzeit ausmacht, beginnt der Übergang vom Wach- in den Entspannungszustand. Im ersten Stadium nimmt die Muskelaktivität ab, Atmung und Herzschlag werden langsamer und gleichmäßiger. Das Gehirn produziert sogenannte Theta-Wellen (4–8 Hz), die langsamer sind als die Alpha-Wellen des Wachzustands. In dieser Phase können wir noch leicht geweckt werden. Mitunter treten sogenannte hypnagoge Zuckungen auf – das sind kurze Muskelkontraktionen, die jedoch ganz normal sind. Im zweiten Stadium versinken wir in einen tieferen Schlaf. Die Körpertemperatur sinkt etwas, Herzfrequenz und Blutdruck nehmen weiter ab: Der Körper schaltet gewissermaßen auf Sparflamme, das Herz-Kreislauf-System wird dadurch entlastet. Auch der Stoffwechsel verlangsamt sich und damit die hormonelle Aktivität – dabei wird auch die Produktion des Stresshormons Cortisol reduziert. Misst man jetzt die Gehirnaktivität, stellt man sogenannte Schlafspindeln fest: Das Gehirn produziert abwechselnd kurze, schnelle Wellen von 12–14 Hz und plötzliche, starke Ausschläge, die sogenannten K-Komplexe. Dadurch werden äußere Reize wie Geräusche unterdrückt. Das Gehirn sortiert die am Tag erhaltenen Informationen schon mal vor, um später im REM-Schlaf das Gedächtnis zu ordnen.

Der Tiefschlaf

Im Tiefschlaf schüttet der Körper Wachstumshormone aus, die unsere Zellen reparieren und das Immunsystem stärken. Der Stoffwechsel wird reguliert, Gewebeschäden heilen. Gleichzeitig entgiftet das Gehirn: Das sogenannte glymphatische System spült Abfallstoffe wie Beta-Amyloid hinaus. (Dieses System ist derzeit noch ein wissenschaftlicher Arbeitsbegriff, mit dem man gewisse Prozesse im Schlaf erklärbar machen kann.) Charakteristisch für den Tiefschlaf sind langsame Delta-Wellen (0,5–4 Hz), die vor allem in den ersten Stunden der Nacht dominieren. Studien belegen, dass die Aktivität des glymphatischen Systems in dieser Phase besonders intensiv ist. So kann die Gehirnflüssigkeit, der Liquor, effizienter zirkulieren und Stoffwechselabfälle abtransportieren. Das Gehirn wird im wahrsten

Sinne gereinigt – ein Grund, warum diese Schlafphase für die kognitive Gesundheit so entscheidend ist. Schlafmangel, vor allem ein Mangel an Tiefschlaf, fördert die Anhäufung schädlicher Substanzen. Das erwähnte Beta-Amyloid steht sogar mit Alzheimer in Verbindung – ein weiterer Beweis dafür, wie essenziell Schlaf ist. Ich werde nicht müde, das zu betonen.

Der REM-Schlaf

Fans der gleichnamigen amerikanischen Rockband wissen: Die Abkürzung R.E.M. steht für „Rapid eye movement – schnelle Augenbewegung“. Im REM-Schlaf sinken Puls und Blutdruck, das Herz-Kreislauf-System wird entlastet. In dieser Schlafphase träumen wir, das Gehirn verarbeitet Informationen, festigt Erinnerungen und fördert kognitive Funktionen wie Problemlösung und Kreativität. Wer gerade für eine Prüfung lernt, braucht diese Schlafphase also unbedingt zur Festigung des Lernstoffs. Es ist deshalb besser, sich den Stoff dreimal konzentriert durchzulesen und dann auf guten Schlaf zu achten, als die ganze Nacht hindurch zu büffeln und dann übermüdet zur Prüfung anzutreten.

Ohne Schlaf kein Leben

Ich habe eingangs erwähnt, dass ein Erwachsener im Schnitt 6 bis 9 Stunden Schlaf pro Nacht benötigt. Diese Spanne ist essenziell, denn Regenerationsprozesse wie die Ausschüttung von Wachstumshormonen oder die Festigung von Gedächtnisinhalten brauchen mehrere Schlafzyklen – jeder etwa 90 Minuten lang. Vier bis fünf Zyklen pro Nacht geben Körper und Gehirn genug Zeit, sich zu erholen und auf den Tag vorzubereiten. Weniger Schlaf stört diesen Rhythmus und hinterlässt Spuren.

Schlafmangel zeigt harte Konsequenzen: Schon nach zwei Tagen ohne Schlaf sinkt die Konzentration, die Reizbarkeit steigt, und das Immunsystem leidet, weil die Hormonproduktion aus dem Takt gerät. Nach drei Tagen treten Halluzinationen und Gedächtnislücken auf – das Gehirn kann sich nicht mehr „reinigen" und deshalb auch nicht mehr richtig arbeiten. Nach vier Tagen drohen massive kognitive Ausfälle, Koordinationsprobleme und ein erhöhtes Risiko von Herzproblemen. Der Körper steckt in einem Zustand des Dauerstress, der ihn schließlich umbringt.

Die optimale Schlafdauer ist individuell recht verschieden. Wichtig zu wissen ist, dass die Schlaftypen „Morgenmensch" oder „Abendmensch" genetisch fixiert sind; man kann sein Schlafverhalten nur schlecht verändern. Folgen Sie deshalb Ihrem jeweiligen persönlichen Schlafbedürfnis, um auf eine ausreichende Schlafdauer zu kommen.

Was geschieht bei Atemübungen?

Bewusstes, tiefes, langsames Atmen weckt das parasympathische Nervensystem, wodurch die Herzfrequenz und der Blutdruck sinken. Der Vagusnerv, unser Entspannungsmaestro, wird angeregt, Stresshormone wie Cortisol werden reduziert. Tiefe Atemzüge füllen die Lunge effizienter, Sauerstoff fließt reichlich, überschüssiges CO_2 entweicht und der pH-Wert im Blut bleibt im Lot. Das Gehirn produziert Alpha-Wellen, die Begleiter von Ruhe und klarem Denken, während die Amygdala, unser Angstzentrum, zur Ruhe kommt. Durch die bessere Durchblutung entspannen sich auch die Muskeln.

Langfristig kräftigen Atemübungen das Zwerchfell, erweitern die Lungenkraft und dämpfen Entzündungen, was das

Immunsystem stärkt. Sie schärfen den Fokus, balancieren Emotionen und vertiefen die Verbindung zwischen Körper und Geist. Kurz gesagt: Atemübungen schenken Ruhe, Energie und Widerstandskraft.

Atemübungen sind die einfachsten und leichtesten Entspannungsmaßnahmen, denn sie lassen sich fast überall durchführen: am Arbeitsplatz oder zu Hause – immer dann, wenn der Stress einem den Atem zu rauben droht. Eine Übung geht so:

Setzen Sie sich auf einen Stuhl, stützen Sie beide Unterarme auf die Knie und schließen Sie die Augen. Atmen Sie gezielt langsam tief in den Bauch 10 Mal ein und aus. Wiederholen Sie diese Übung zwei- bis dreimal.

Meditation für die innere Balance

In der Meditation finden Körper und Geist zur Ruhe. Die teils uralten Übungen entfalten eine beeindruckende Palette körperlicher Wirkungen. Der Herzschlag wird langsamer, der Blutdruck sinkt, die Atmung vertieft sich und fließt gleichmäßiger – der Parasympathikus, unser „Ruhe-Nervensystem“, springt an. Stresshormone wie Cortisol schwinden, während Entspannungsboten wie Oxytocin und Serotonin zunehmen. Sogar Entzündungswerte im Blut gehen zurück, das Immunsystem gewinnt an Kraft.

Im Gehirn drosselt das sogenannte Default Mode Network (DMN), zuständig für endloses Grübeln, seine Aktivität. Theta- und Alpha-Wellen schaffen eine rare Mischung aus Wachheit und tiefer Gelassenheit. Die Amygdala, unser Angstzentrum, fährt herunter – Ängste und Stress verblassen. Gleichzeitig steigt die Durchblutung, vor allem im präfrontalen Kortex, dem Steuerzentrum für Fokus und Entscheidungen.

Langfristig beflügelt Meditation die Neuroplastizität, also die Anpassungskraft des Gehirns, und kann die graue Hirnsubstanz in Regionen wie dem Hippocampus, dem Speicher des Gedächtnisses, verdichten. Kurz gesagt: Meditation versetzt Körper und Gehirn in einen Modus der Regeneration, schafft Balance und schärft die Achtsamkeit.

Ein Wort zum Yoga

Diese uralte indische Kunst wurde früher gern als Esoterik oder exotische Mode abgetan. Heute weiß man aus Studien, dass Yoga sehr gute Effekte auf den gesamtkörperlichen Zustand, die Fitness und das Wohlbefinden hat und auch als Entspannungstechnik gut wirksam ist. Wenn Sie sich also für Yoga entscheiden, empfehle ich einen Kurs beim Profi statt der überall angebotenen Onlinekurse. Yogatechniken lernt man am besten im direkten Kontakt mit dem Lehrer – in diesem Punkt besteht kein Unterschied zu anderen Fitnesstechniken.

Freizeit und Urlaub – zwei Seiten einer Medaille

Für viele ist der Feierabend ein kleines tägliches Ziel, der Urlaub der große Jahreshöhepunkt. Als alleiniges Lebensziel reichen diese freien Stunden jedoch nur den wenigsten. Klar, wir brauchen Auszeiten – permanentes Arbeiten oder ruheloses Hetzen schadet Gesundheit und Lebensfreude gleichermaßen. Doch genauso essenziell sind Phasen der Aktivität.

Ein erfülltes Leben lebt vom Wechselspiel: Anstrengung und Entspannung, Arbeit und Freizeit – wie zwei Seiten derselben Medaille. Manche preisen das „Dolce far niente“, das süße Nichtstun, als wahre Kunst. Aber mal ehrlich: Diese Meisterschaft gelingt nur wenigen. Abgesehen vielleicht von Einsiedlern oder Könnern des Müßiggangs brauchen die meisten von uns die Balance zwischen Tun und Lassen. Pures Nichtstun klingt verführerisch, aber ohne Kontrast verblasst sein Zauber.

Freizeit als Falle

Selbst die Freizeit kann uns heute überfordern. Die moderne Gesellschaft mit ihrer Freizeitmaschinerie lockt ständig mit Events, Ausflügen und hippen Lokalen. Statt uns Zeit für uns selbst zu gönnen oder einfach mal nichts zu tun, stopfen wir jede Minute voll. Es scheint, als hätten wir das Innehalten verlernt.

Das ist heimtückisch – trotz aller Freude am Angebot. Denn im Überfluss verlieren wir oft, was wir wirklich brauchen: Muße und Gelassenheit. Das vielgepriesene „Bei-sich-Sein“ kommt abhanden, wenn wir im 24/7-Takt mitlaufen. Dabei ist es essenziell, sich bewusst auszuklinken – nicht ständig, aber gezielt, mit Plan und Absicht. Ihre Zeit gehört Ihnen – und ein Stück davon sollte nicht mit Terminen vollgepackt, sondern der Ruhe vorbehalten sein. Genau das bringt Leichtigkeit ins Leben.

Erlauben Sie sich, auch mal Nein zu sagen – zu Aktivitäten, zu Pflichten, zur Rastlosigkeit. Ein zielloser Spaziergang, ein Nachmittag mit Tee und Ihren Gedanken – das ist kein Luxus, sondern ein Geschenk an Sie selbst.

Echt offline gehen

Stellen Sie sich vor: eine griechische Insel, eine kleine Pension, zwei Tavernen, ein winziger Laden und der Strand. Zwei Wochen Urlaub, ganz allein. Für viele ein Traum, für andere ein

Schreckgespenst – denn dort gibt es: nichts. Manchem wird insgeheim mulmig, die Angst vor Langeweile schleicht sich ein. Dabei ist dieser Begriff in unserer hektischen, krisengeplagten Zeit fast ein Luxus. Wer hat heute schon eine „lange Weile", in der man nichts tun darf?

Alleinsein mit sich selbst, dem Partner oder der Familie – ohne ein buntes Freizeitangebot? Für viele ist der Gedanke kaum vorstellbar. Die Gründe, oft nur gefühlt, liegen auf der Hand: „Die Kinder brauchen doch Beschäftigung und Ansprache! Kinderbetreuung und tägliche Animation wären also echt hilfreich. Und wir? Mindestens ein paar Restaurants und Clubs zur Auswahl, ein Gym fürs Training. Ach, und Einkaufsmöglichkeiten bitte – ich will im Urlaub endlich shoppen! Ein Tauchclub wäre ebenfalls nett, dann noch ein Bootsverleih, ein Tennisplatz – das muss doch alles irgendwie in der Nähe sein!"

Klingt das vertraut? Solche Gedanken schießen einem unwillkürlich durch den Kopf, sobald das Wort Urlaub fällt. Es wäre erstrebenswert, einmal im Jahr so abzutauchen, wie ich es eingangs geschildert habe: Offline gehen, Handy aus, und dann lauschen, was aus dem eigenen Inneren aufsteigt – ganz bei sich sein, neu gelernt.

Das klappt übrigens auch sehr gut mit Kindern. Sie sind voller Fantasie und finden nach kurzer Eingewöhnung auch unter einfachsten Verhältnissen Spielmöglichkeiten. Und wir selbst? Spätestens nach zwei, drei Tagen spüren wir, wie wohltuend echte Offline-Zeit ist, ohne ständige Ablenkung oder den Drang, etwas zu unternehmen. Weg mit den Urlaubs- und Freizeitzwängen – sie erleichtern uns das Leben kein bisschen.

Stress unter der Lupe

Meine philosophischen Gedanken will ich hier wissenschaftlich untermauern, damit sie richtig zur Geltung kommen. Sie sollen spüren, was Stress auslöst – und warum es so entscheidend ist, ihm zu entkommen.

Stress entfacht im Körper eine wahre Kaskade von körperlichen Prozessen als „Kampf-oder-Flucht"-Reaktion des Urmenschen in uns. Das Gehirn schaltet das sympathische Nervensystem auf Hochtouren, die Nebennieren pumpen Adrenalin und Cortisol ins Blut. Der Puls rast, der Blutdruck schnellt hoch, die Atmung beschleunigt sich, um die Muskeln mit Sauerstoff zu fluten. Die Leber stellt Glukose bereit, der Blutzucker steigt – Energie für den Moment. Unwichtiges wie Verdauung oder Immunabwehr wird heruntergefahren, das Blut strömt zu den Muskeln und zum Gehirn. Die Amygdala, unser Angstzentrum, läuft heiß, während der präfrontale Kortex – zuständig für klares Denken – gebremst wird, der Fokus liegt auf der unmittelbaren Gefahr. Kurzfristig genial, richtet chronischer Stress jedoch schlimme Schäden an: Hohe Cortisolwerte fördern Entzündungen, schwächen das Immunsystem, rauben den Schlaf und steigern das Risiko für Herzkrankheiten, Diabetes oder Depressionen. Muskeln verspannen sich, Kopf- und Rückenschmerzen sind die Folge. Gedächtnis und Konzentration bröckeln, denn der Hippocampus und die erwähnte Neuroplastizität nehmen Schaden. Stress ist ein Überlebensmechanismus für kurze Momente – Dauerfeuer zehrt den Körper aus.

Echte Entspannung statt des falschen Freundes Alkohol

Für viele – wirklich viele – ist das Feierabend-Bier oder ein Viertel Rot der Schlüssel, um nach einem harten Tag „runterzukommen". Mediziner sehen das zunehmend kritisch: Selbst die als verträglich geltenden Mengen wurden in den vergangenen Jahren deutlich reduziert. Ja, Alkohol hat seinen soziokulturellen Platz. Doch als Arzt kann ich den regelmäßigen Griff zum Glas zur Entspannung nicht gutheißen.

Gegen ein Glas Champagner bei festlichen Anlässen, ein genussvolles Glas Rotwein beim Restaurantbesuch oder ein Bier am Wochenende spricht nicht viel. Aber wer Alkohol ständig als Entspannungshelfer missbraucht, macht ihn zur Droge. Der Weg in die Sucht ist kürzer, als man denkt. Mein Rat: Vorsicht bei jedem Glas.

Trügerische Ruhe: Warum Alkohol erst mal entspannend wirkt

Alkohol wirkt erst mal entspannend – er bremst das zentrale Nervensystem, boostet den beruhigenden Neurotransmitter GABA und dämpft das aufputschende Glutamat. Herzfrequenz und Muskelspannung sinken, Ängste verflüchtigen sich, Gelassenheit breitet sich aus. Gleichzeitig triggert der Alkohol das Dopamin im Belohnungssystem des Gehirns, wodurch sich unser Wohlbefinden steigert. Schon ein Glas Wein reicht, um diese Wirkung zu spüren.

Doch nachts kippt die Stimmung. Sobald die Leber den Alkohol in Acetaldehyd und dann Essigsäure zerlegt, lässt der GABA-Effekt nach, das Nervensystem schlägt zurück – in der Medizin nennt man das Rebound-Effekt. Das Einschlafen klappt zwar schneller, aber die Tiefschlaf- und REM-Phasen schrumpfen, der Schlaf bleibt unruhig. Die harntreibende Wirkung dehydriert den Körper, das Stresshormon Cortisol steigt. Bei höherem Konsum sackt der Blutzucker ab, Zittern und Unruhe sind die Folge. Und am Morgen fühlt man sich ganz zerschlagen. Alkohol lullt uns erst ein, bringt uns dann jedoch aus der Balance.

Geselligkeit: Sozialer Schmierstoff und Lebenselixier

Einer der Schlüssel zu einem gelungenen, entspannten Leben ist der Austausch mit anderen. Soziales beginnt in der Familie und blüht auf im Freundeskreis, in Vereinen, bei freiwilligen Einsätzen, in Sportklubs, Schachrunden, Wandergruppen, Debattierabenden oder Musikensembles – dem Miteinander sind kaum Grenzen gesetzt. Jeder kann daraus schöpfen, denn Rückmeldung und Begegnung mit Menschen sind pure Energiequellen. Kein Zufall, dass man früher beim gemeinsamen Werken, Baden und Singen zusammenkam. Das Singen wirkt sogar doppelt – ein Grund, genauer hinzuschauen.

Was macht gemeinsames Singen mit uns?

Beim gemeinsamen Singen werden neurochemische und soziale Effekte kombiniert. Die Ausschüttung von schmerzstillenden und Freude erzeugenden Endorphinen wird gefördert. Auch das bindungsstärkende Oxytocin wird ausgeschüttet. Gleichzeitig sinkt das Stresshormon Cortisol. Die synchronisierte Atmung und der Rhythmus beruhigen das Nervensystem und steigern die Herzfrequenzvariabilität – ein Entspannungsbonus.

Das Gemeinschaftsgefühl bildet die soziale Komponente: Die empfundene Verbundenheit und der gemeinsame Schaffensprozess setzen Dopamin frei. Es gibt eigene Studien, die belegen: Chorsingen hebt die Stimmung und vertreibt die Einsamkeit. Sie müssen aber nicht Mitglied in einem Chor werden – eine gemütliche Runde am Lagerfeuer hat einen ganz ähnlichen Effekt, und es macht auch nichts, wenn einer mal nicht den richtigen Ton trifft.

Ein Profi fürs Leben

Manchmal braucht man im Leben einen Experten. Ein guter Coach kann uns helfen, unser Dasein zu sortieren, Klarheit zu entwickeln und uns allgemein spürbar zu entlasten. Die Grenze zur Psychotherapie verschwimmt oft – viele Coaches sind auch Therapeuten, und umgekehrt. In unserer komplexen Welt lohnt sich professioneller Rat: Er nimmt Druck von den Schultern oder macht ihn zumindest erträglicher.

Gezielte Hilfe im Chaos: Manche Lebensphasen geraten zum dichten Dschungel, in dem der eigene Kompass versagt. Dann kann gezielte Verhaltenstherapie oder ein Coaching der Schlüssel sein, um zurück zur Leichtigkeit zu finden.

Sie haben nun einen Baukasten, aus dem Sie Ihre eigenen Entspannungsmethoden zusammenstellen können. Sie müssen nicht alles auf einmal machen – es geht darum, Schritt für Schritt zu mehr Gelassenheit und Lebensfreude zu gelangen. Sie werden merken, wie leicht sich stark sein anfühlt.

Wissenschaftliche Quellen

1. McEwen BS, Stellar E. Stress and the individual. Mechanisms leading to disease. Arch Intern Med. 1993 Sep 27;153(18):2093-101. PMID: 8379800. Yao BC, Meng LB, Hao ML, Zhang YM, Gong T, Guo ZG. Chronic stress: a critical risk factor for atherosclerosis. J Int Med Res. 2019 Apr;47(4):1429-1440. doi: 10.1177/0300060519826820. Epub 2019 Feb 24. PMID: 30799666; PMCID: PMC6460614.

2. Kandola A, Stubbs B. Exercise and Anxiety. Adv Exp Med Biol. 2020;1228:345-352. doi: 10.1007/978-981-15-1792-1_23. PMID: 32342469.

3. Yao BC, Meng LB, Hao ML, Zhang YM, Gong T, Guo ZG. Chronic stress: a critical risk factor for atherosclerosis. J Int Med Res. 2019 Apr;47(4):1429-1440. doi: 10.1177/0300060519826820. Epub 2019 Feb 24. PMID: 30799666; PMCID: PMC6460614.

4. Neuendorf R, Wahbeh H, Chamine I, Yu J, Hutchison K, Oken BS. The Effects of Mind-Body Interventions on Sleep Quality: A Systematic Review. Evid Based Complement Alternat Med. 2015;2015:902708. doi: 10.1155/2015/902708. Epub 2015 Jun 16. PMID: 26161128; PMCID: PMC4487927.

5. Cramer H, Lauche R, Anheyer D, Pilkington K, de Manincor M, Dobos G, Ward L. Yoga for anxiety: A systematic review and meta-analysis of randomized controlled trials. Depress Anxiety. 2018 Sep;35(9):830-843. doi: 10.1002/da.22762. Epub 2018 Apr 26. PMID: 29697885.

6. Tang YY, Hölzel BK, Posner MI. The neuroscience of mindfulness meditation. Nat Rev Neurosci. 2015 Apr;16(4):213-25. doi: 10.1038/nrn3916. Epub 2015 Mar 18. PMID: 25783612.

7. daSilva AW, Huckins JF, Wang W, Wang R, Campbell AT, Meyer ML. Daily perceived stress predicts less next day social interaction: Evidence from a naturalistic mobile sensing study. Emotion. 2021 Dec;21(8):1760-1770. doi: 10.1037/emo0000994. Epub 2021 Oct 4. PMID: 35041440.

8. Klainin-Yobas P, Oo WN, Suzanne Yew PY, Lau Y. Effects of relaxation interventions on depression and anxiety among older adults: a systematic review. Aging Ment Health. 2015;19(12):1043-55. doi: 10.1080/13607863.2014.997191. Epub 2015 Jan 9. PMID: 25574576.

9. Alpert JS. Dolce far niente – it is sweet doing nothing. Am J Med. 2014 Jul; 127(7):569. doi: 10.1016/j.amjmed.2014.03.003. Epub 2014 Mar 15. PMID: 24637092.

10. Hong IP, Bae SM. The Relationship between Social Network Service Use Motives and Subjective Well-Being: The Mediating Effect of Online and Offline Social

Capital. Psychiatry Investig. 2023 Jun;20(6):493-503. doi: 10.30773/pi.2022.0008. Epub 2023 May 30. Erratum in: Psychiatry Investig. 2024 Jan;21(1):110. doi: 10.30773/pi.2022.0008e. PMID: 37248692; PMCID: PMC10307910.

11. Ferrara M, De Gennaro L. How much sleep do we need? Sleep Med Rev. 2001 Apr;5(2):155-179. doi: 10.1053/smrv.2000.0138. PMID: 12531052.

12. Maiken Nedergaard, Steven A. Goldman ,Glymphatic failure as a final common pathway to dementia.Science370,50-56(2020).DOI:10.1126/science.abb8739

13. National Institute of Neurological Disorders and Stroke (NINDS): "Brain Basics: Understanding Sleep" (www.ninds.nih.gov).

14. Tang, YY., Hölzel, B. & Posner, M. The neuroscience of mindfulness meditation. Nat Rev Neurosci 16, 213–225 (2015). https://doi.org/10.1038/nrn3916

15. Roehrs T, Roth T. Sleep, sleepiness, and alcohol use. Alcohol Res Health. 2001;25(2):101-9. PMID: 11584549; PMCID: PMC6707127.

16. Dunbar, R. I. M., Kaskatis, K., MacDonald, I., & Barra, V. (2012). Performance of Music Elevates Pain Threshold and Positive Affect: Implications for the Evolutionary Function of Music. Evolutionary Psychology, 10(4), 688-702. https://doi.org/10.1177/147470491201000403 (Original work published 2012)

17. Brown RP, Gerbarg PL. Sudarshan Kriya Yogic breathing in the treatment of stress, anxiety, and depression. Part II--clinical applications and guidelines. J Altern Complement Med. 2005 Aug;11(4):711-7. doi: 10.1089/acm.2005.11.711. PMID: 16131297.

18. McEwen BS. Physiology and neurobiology of stress and adaptation: central role of the brain. Physiol Rev. 2007 Jul;87(3):873-904. doi: 10.1152/physrev.00041.2006. PMID: 17615391.

6. KAPITEL

MINDSET UND GRUNDEINSTELLUNG

Man trifft sie immer wieder: Menschen, die mit einer Gelassenheit durchs Leben gehen, die einen staunen lässt. Schaut man genauer hin, haben auch sie Schicksalsschläge erlebt – und doch leuchtet ihre Weltsicht ihnen den Weg selbst durch die dunkelsten Täler.

Als Mediziner fasziniert mich, wie die persönliche Einstellung unsere Gesundheit prägt. Eine positive Haltung verlängert nachweislich das Leben und macht es gesünder, während Schwarzsehen die Lebensqualität mindert und uns Jahre rauben kann.

Optimismus steigert nicht nur das Wohlbefinden, sondern auch die Krisenfestigkeit – ein Trend, der seit der Pandemie in Lifestyle-Ratgebern boomt. Zwanghaftes „positives Denken“, wie es in den Ratgebern der 1980er und 1990er propagiert wurde oder heutzutage von Instagram-Gurus propagiert wird, ist jedoch nutzlos – sich selbst zu belügen oder Probleme schönzureden, widerspricht der authentischen Selbstreflexion, die in den vergangenen Jahren im Zuge von Achtsamkeits- und Mental-Health-Bewegungen an Bedeutung gewonnen hat. Stattdessen lohnt sich eine Haltung, die auch in harten Zeiten nach Chancen sucht.

Eine solche Haltung gewinnt man durch kleine Alltagsübungen ebenso wie durch tiefgreifende Erkenntnisprozesse. Die folgenden LLL-Tipps für ein positives Mindset sind eine Mischung aus beidem:

1. Tanken Sie Freude: Beginnen Sie den Tag mit einem guten Kaffee aus Ihrer Lieblingstasse, einem Lieblingssong oder einem kurzen Spaziergang, um Semmeln zu holen. Wer sich gleich zu Tagesbeginn etwas Gutes tut, startet besser in den Tag.
2. Suchen Sie sich ein Hobby, das Sie packt – sei es Töpfern, Basteln, Stadtwunder entdecken oder Urban Gardening beginnen, ganz egal. Es soll etwas sein, das Sie in den „Flow" bringt und Ihre Zufriedenheit stärkt.
3. Verbringen Sie regelmäßig Zeit mit Menschen, die Ihnen guttun, sei es durch Telefonate oder Treffen – echte Verbindungen sind ein Glücksbooster.
4. Überlegen Sie, wofür Sie stehen und tun Sie etwas, das größer ist als Sie selbst – leisten Sie ehrenamtliche Arbeit oder setzen Sie im Alltag bewusst kleine Gesten der Hilfe – das gibt Orientierung.
5. Setzen Sie sich erreichbare Ziele – eine kurze To-do-Liste, ein kleineres Projekt – und feiern Sie diese Erfolge. Das Gefühl, etwas geschafft zu haben, stärkt Ihr Selbstvertrauen.
6. Schreiben Sie jeden Abend drei Dinge auf, die an diesem Tag gut gelaufen sind – das trainiert Ihren Blick fürs Positive.
7. Zeigen Sie Dankbarkeit gegenüber anderen Menschen: ein ehrliches Danke, eine nette Karte im Briefkasten, ein Blumenstrauß für einen besonderen Gefallen – das stärkt Bindungen und hebt die Stimmung auf beiden Seiten.

8 Klären Sie regelmäßig, was Ihnen wichtig ist. Schreiben Sie Ihre Lebenswünsche ruhig auf und setzen Sie dabei vorrangig auf solche, die nicht mit Geld zu erfüllen sind. So bewahren Sie den Blick auf das, was Sie wirklich antreibt.

9 „Wir lernen nicht durch Erfolge, sondern nur durch Rückschläge.“ Dieser Satz stammt von Ed Sheeran, einem der erfolgreichsten Popmusiker der Welt, der als Straßenmusiker begann. Bewerten Sie Fehler und Rückschläge als Lernchancen, nicht als Scheitern – diese Haltung macht Sie resilienter und trainiert Ihren Optimismus.

10 Akzeptieren Sie, was nicht zu ändern ist. Der US-Theologe Reinhold Niebuhr fasste diesen essenziellen Tipp in ein berühmtes Gebet: „Gott, gib mir die Gelassenheit, Dinge hinzunehmen, die ich nicht ändern kann, den Mut, Dinge zu ändern, die ich ändern kann – und die Weisheit, beides zu unterscheiden.“ Dieser Satz – auch ohne Glauben wirksam – ist der Kern für mehr Gelassenheit und ein Leben ohne ständigen Druck.

11 Sagen Sie öfter Nein. Brechen Sie mit dem Drang, es allen recht zu machen, und lösen Sie sich (zumindest innerlich) von Menschen, die Ihnen schaden. Lehnen Sie ab, was sich falsch anfühlt. Jeder Akt der Selbstbehauptung – und die Erkenntnis, dass die Welt sich nach einem Nein weiterdreht – wird Sie von innen stärken. Auch unvermeidbare Hürden lassen sich dann leichter nehmen.

12 Trainieren Sie das Erkennen von Chancen. Sie kennen bestimmt das berühmte Bild vom Wasserglas, das die Menschen je nach Persönlichkeit als halb voll oder halb leer betrachten. Viele schicksalhafte Lebenssituationen bergen

auch Chancen. Machen Sie eine Übung daraus – wenn nötig mit Zettel und Bleistift –, welche Möglichkeiten Ihnen auch unangenehme Situationen bieten.

13 Blicken Sie öfter nach vorne als zurück – umso mehr, je älter Sie werden. Schätzen Sie jeden Moment.

14 Pflegen Sie die Kunst des lebenslangen Lernens. Sie werden dann auch im höheren Lebensalter leichter mit Veränderungen fertig.

15 Seien Sie nett zu sich selbst. Halten Sie sich vor Augen, was Sie schon alles geschafft haben, welche Stärken Sie besitzen und was Ihre Mitmenschen an Ihnen schätzen. Behandeln Sie sich selbst wie den wertvollen liebenswerten Menschen, der Sie sind.

MINDSET UND GRUNDEINSTELLUNG

VERTIEFENDES WISSEN

Dass positives Denken unsere Gesundheit beeinflusst, wurde in vielen Studien bewiesen. Ein gutes Beispiel ist eine amerikanische Langzeitstudie, in der fast 100.000 Frauen nach der Menopause über einen Zeitraum von acht Jahren beobachtet wurden. Optimistische Frauen hatten ein auffallend niedrigeres Risiko für koronare Herzkrankheiten und eine niedrigere Gesamtsterblichkeit. Von 10.000 Optimistinnen entwickelten nur 43 Herzkrankheiten, während es bei 10.000 Pessimistinnen 60 waren, also rund ein Drittel mehr.

Positive Psychologie: Der Blick auf das, was uns stark macht

Sigmund Freud versuchte, der menschlichen Psyche einen wissenschaftlichen Rahmen zu geben – und nach Freud hat sich immens viel getan. Die Psychologie hat sich rasant entwickelt und es sind heute in Österreich über 20 verschiedene Psychotherapie-Formen anerkannt, in Deutschland sind es nur vier (diese vier sind in Österreich allerdings die übergeordneten Hauptrichtungen der insgesamt mehr als 20 Spielarten).

Seit dem Ende der 1990er Jahre findet auch ein Forschungsfeld immer mehr Beachtung, das die „Glücklichmacher" des Lebens in den Mittelpunkt stellt: die Positive Psychologie. Es geht dabei darum, herauszufinden, was den Menschen glücklich, erfüllt und der Härte des Lebens gegenüber widerstandsfähig macht, statt nur die Störungen der Psyche zu behandeln.

Ziel der Positiven Psychologie ist es, wissenschaftlich fundierte Methoden zu entwickeln, die das Leben verbessern und präventiv gegen Stress oder Depressionen wirken. Einer der Pioniere ist der Präsident der *American Psychological Association*, Martin Seligman, der seine Position nutzte, um diese neue Richtung zu etablieren. Er entwickelte das sogenannte PERMA-Modell, das fünf Grundlagen des seelischen Wohlbefindens beschreibt: Positive Emotionen, Engagement, Beziehungen, Sinn und Erfolg (PERMA steht für: P = Positive Emotions, E = Engagement, R = Relationships, M = Meaning, A = Achievement). Das sind zugleich auch die Säulen für die LLL-Tipps zu Beginn dieses Kapitels.

Was bedeutet „Mindset"?

Mit diesem Begriff meinen wir die fundamentale Grundeinstellung des Individuums gegenüber dem Leben an sich und der Gesellschaft im Allgemeinen. Wir unterscheiden dabei prinzipiell zwischen einem fixierten und eher konservativen, vor allem auf Sicherheit bedachten Mindset, in dem man versucht, das Bestehende zu bewahren und Risiken zu vermeiden. Als Gegenstück kennen wir das dynamische Mindset, in dem unternehmerisches Denken, Lust zum Aufbruch und auch Risikobereitschaft vorhanden sind.

Freilich: Nur mit Anleitungen, Autosuggestion und ein paar Ratschlägen wird man das persönliche Mindset nicht komplett ändern können. Denn dieses ist untrennbar mit unserer Persönlichkeit, den genetischen Vorgaben und zum Teil auch mit prägenden Erfahrungen verbunden.

Mit drei Prinzipien kann jeder Mensch von einem eher negativen oder zurückhaltenden Selbstbild zu einem wachstumsorientierten Mindset finden und sich selbst als lebensfroher, belastbarer und dem Alltag besser gewachsen wahrnehmen.

1. Selbststärkung oder Empowerment. Sich selbst Macht geben ist der Motor für ein leichteres Leben. Die philosophische Wurzel findet sich in Kants Autonomie: Sie selbst bestimmen Ihr Handeln. Menschen, die Kontrolle über ihr Leben spüren, produzieren auch weniger Stresshormone. LLL-Tipps wie „Nein sagen“ oder „Ziele setzen“ bauen genau darauf auf. So wachsen Sie über sich hinaus.

2. Selbstreflexion: „Erkenne dich selbst!“, sagte das Orakel von Delphi im alten Griechenland. Wer sich kennt, lebt bewusster. Wissenschaftlich belegt die Positive Psychologie, dass regelmäßige Reflexion die emotionale Stabilität steigert. LLL-Tipps wie „reflektieren“ oder „Sinn finden“ nutzen das direkt.

3. Selbstliebe: Sich selbst zu schätzen, ist kein Luxus, sondern Notwendigkeit. Philosophisch geht's zurück zu Aristoteles' „sich selbst Freund sein“. Studien (z. B. Neff, 2011) zeigen, dass Selbstmitgefühl Angst reduziert und Resilienz fördert. Tipps wie „Seien Sie nett zu sich selbst“ oder „Erfolge feiern“ verankern das im Alltag. Es ist die Basis für ein starkes Ich.

Selbststärkung, Selbstreflexion und Selbstliebe sind das Fundament – für das PERMA-Modell der Positiven Psychologie genauso wie für praktische Alltagstipps. Sie treiben Ihr persönliches Wachstum an. Dieser Weg ist nicht immer einfach, vor allem Selbstliebe kann ein lebenslanger Prozess sein. Doch als Arzt mit 35 Jahren Erfahrung, der einiges erlebt hat, sage ich Ihnen: Der schwerste Schritt ist, zu erkennen, dass uns ein, zwei dieser Prinzipien fehlen und uns vorzunehmen, die Lücke zu schließen. Danach wirkt alles andere wie ein Spaziergang. Die Reise zu sich selbst wird zum Abenteuer, das Sie ein Leben lang packt und begeistert – versprochen.

Wissenschaftliche Quellen

1. Sheffler P, Kürüm E, Sheen AM, Ditta AS, Ferguson L, Bravo D, Rebok GW, Strickland-Hughes CM, Wu R. Growth Mindset Predicts Cognitive Gains in an Older Adult Multi-Skill Learning Intervention. Int J Aging Hum Dev. 2023 Jun;96(4):501-526. doi: 10.1177/00914150221106095. Epub 2022 Jun 20. PMID: 35726166; PMCID: PMC10052424.

2. Hancı E, Ruijten PAM, Lacroix J, IJsselsteijn WA. The Impact of Mindset on Self-Tracking Experience. Front Digit Health. 2021 Aug 3;3:676742. doi: 10.3389/fdgth.2021.676742. PMID: 34713146; PMCID: PMC8521810.

3. Salisbury H. Helen Salisbury: Learning to say no. BMJ. 2022 Jul 18;378:o1781. doi: 10.1136/bmj.o1781. PMID: 35850951.

4. Crum AJ, Akinola M, Martin A, Fath S. The role of stress mindset in shaping cognitive, emotional, and physiological responses to challenging and threatening stress. Anxiety Stress Coping. 2017 Jul;30(4):379-395. doi: 10.1080/10615806.2016.1275585. Epub 2017 Jan 25. PMID: 28120622.

5. Paakkari L, Balch-Crystal E, Manu M, Ruotsalainen J, Salminen J, Ulvinen E, Torppa M. Health-literacy education drives empowerment and agency. Lancet. 2023 Feb 4;401(10374):343-344. doi: 10.1016/S0140-6736(23)00107-1. PMID: 36739130.

6. Ros-Sanchez T, Lidon-Cerezuela MB, Lopez-Benavente Y, Abad Corpa E. Promoting empowerment and self-care in older women through participatory action research: Analysis of the process of change. J Adv Nurs. 2023 Jun;79(6):2224-2235. doi: 10.1111/jan.15573. Epub 2023 Feb 15. PMID: 36790038.

7. Zollars I, Poirier TI, Pailden J. Effects of mindfulness meditation on mindfulness, mental well-being, and perceived stress. Curr Pharm Teach Learn. 2019 Oct;11(10):1022-1028. doi: 10.1016/j.cptl.2019.06.005. Epub 2019 Aug

8. Fredrickson BL. The broaden-and-build theory of positive emotions. Philos Trans R Soc Lond B Biol Sci. 2004 Sep 29;359(1449):1367-78. doi: 10.1098/rstb.2004.1512. PMID: 15347528; PMCID: PMC1693418.

9. Seligman, M. E. P. (2011). Flourish: A Visionary New Understanding of Happiness and Well-being. New York: Free Press.

10. Tindle, H. A., Chang, Y.-F., Kuller, L. H., Manson, J. E., Robinson, J. G., Rosal, M. C., Siegle, G. J., & Matthews, K. A. (2009). Optimism, cynical hostility, and incident coronary heart disease and mortality in the Women's Health Initiative. Circulation, 120(8), 656–662. https://doi.org/10.1161/CIRCULATIONAHA.108.827642

11. Cohen, S., Murphy, M. L. M., & Prather, A. A. (2019). Ten Surprising Facts About Stressful Life Events and Disease Risk. Annual Review of Psychology, 70, 577–597.

12. Pennebaker, J. W. (1997). Writing about emotional experiences as a therapeutic process. Psychological Science, 8(3), 162–166. https://doi.org/10.1111/j.1467-9280.1997.tb00403.x)

13. Neff, K. D. (2011). Self-compassion, self-esteem, and well-being. Social and Personality Psychology Compass, 5(1), 1–12. https://doi.org/10.1111/j.1751-9004.2010.00330.x

7. KAPITEL

MEDIZINISCHE VORSORGE

Gute ärztliche Tipps betrachten den Menschen als Ganzes und können nur dort ihre Wirkung entfalten, wo zwischen Arzt und Patient eine Vertrauensbasis besteht. Das ist auch im Zeitalter von Online-Beratungen entscheidend – vielleicht sogar mehr denn je. Die Medizin steht vor einem Umbruch: Neue Technologien halten Einzug und bewirken große Leistungen – doch das Menschliche darf daneben nicht in den Hintergrund geraten. Im Gegenteil: Je mehr Aufgaben Ärzte abgeben, desto mehr gewinnen ihre Ratschläge an Gewicht.

Der wichtigste Rat lautet deshalb: Suchen Sie sich einen Arzt, der für seine Kompetenz anerkannt ist – zu dem Sie jedoch vor allem Vertrauen haben.

Dieses Buch dreht sich nicht um Krankheiten, sondern um Prävention und ein leichteres Leben. Zum Schluss möchte ich Ihnen deshalb noch meine wichtigsten Vorsorgemethoden nahebringen.

Man unterscheidet zwischen „Vorsorge“ und „Screening“. Beides wird oft in einem Atemzug genannt, es gibt jedoch Unterschiede.

Vorsorge bedeutet: Krankheit verhindern. Wir tun also aktiv etwas, um den Körper gesund zu halten. Wir achten auf das Körpergewicht, ernähren uns gesund, um nicht an Diabetes Typ 2 zu erkranken, bewegen den Körper für starke Muskeln. Vorsorge, das sind jene Lebensweisen, die Sie selbst in der Hand haben und die Ihren Körper stärken.

Screening bedeutet: Krankheit früh erkennen. Mittels systematischer Tests wird versucht, Probleme aufzuspüren, bevor sie zu ernsthaften Krankheiten führen. So checken wir etwa den Langzeitzuckerwert HbA1c bei 50-Jährigen, um einen nicht entdeckten Diabetes festzustellen. Es geht also nicht um die Vermeidung, sondern die Früherkennung von Krankheit.

Eine Sonderform nimmt dabei die Vorsorgedarmspiegelung ein – sie ist beides in einem. Beim Screening wird früh nach Polypen oder Krebsvorstufen im Dickdarm gesucht. Wird etwas gefunden, wird es gleich entfernt – das ist der Vorsorgeteil, weil der Schritt zur Therapie nahtlos folgt. Polyp weg, ein Risiko weniger – das ist meiner Meinung nach die perfekte Kombination.

Meine ärztlichen Vorsorge- und Screening-Empfehlungen

❶ Vorsorge-Darmspiegelung (Koloskopie)

- Was und warum: Früherkennung von Dickdarmkrebs durch Spiegelung, Polypen werden sofort entfernt
- Ab wann: Ab 45 Jahren; bei familiärer Vorbelastung ab 35 Jahren
- Wie oft: Individuell je nach Befund, sonst alle 5–7 Jahre
- Alternativen: Virtuelle Kolografie (CT/MR) oder Stuhltest auf verstecktes Blut – die Koloskopie bleibt aber Goldstandard

❷ Magenspiegelung

- Was und warum: Endoskopische Untersuchung bei Magenbeschwerden, oft kombiniert mit Koloskopie, z. B. zur Erkennung von Helicobacter oder Reflux

- Ab wann: Kein fester Vorsorge-Standard, nur bei Beschwerden empfohlen, kein Alter festgelegt
- Wie oft: Einmalig oder nach Bedarf, je nach Symptomen
- Magenspiegelung: Keine Vorsorge-Routine, nur bei Risiko/Beschwerden

❸ **Mammografie**

- Was und warum: Röntgen-Screening zur Brustkrebs-Früherkennung, niedrige Strahlendosis
- Ab wann: Ab 40 Jahren (Österreich), ab 50 Jahren (Deutschland, Schweiz)
- Wie oft: Alle 2 Jahre; Selbstuntersuchung ab 30, ärztliche Tastuntersuchung jährlich ab 30
- Alternativen: Ultraschall oder MRT bei Bedarf – diese sind jedoch kein Screening-Standard

❹ **Prostatakrebs-Vorsorge** (PSA-Test + Abtastung durch Urologen)

- Was und warum: PSA-Blutwert und urologische Untersuchung zur Früherkennung von Prostatakrebs
- Ab wann: Ab 45 Jahren
- Wie oft: Jährlich, 48 Stunden vor Test keine ejakulativen Aktivitäten oder Radfahren

❺ **Herz-Kreislauf-Vorsorge**

- Was und warum: Ultraschall (Halsschlagadern, Herz), Belastungs-EKG, Blutwerte (Cholesterin, Lp(a), Triglyceride, HbA1c etc.); bei Verdacht Koronar-CT
- Ab wann: Ab 35 Jahren, besonders bei Risiken (z. B. familiäre Herzkrankheiten, Bluthochdruck)
- Wie oft: Nicht festgelegt, nach Risiko individuell, z. B. alle 1–2 Jahre

❻ Lungen-Check

- Was und warum: Abhören, Lungenfunktionstest, bei Risiko (Rauchen, Infekte) erfolgt Röntgen
- Ab wann: Kein festes Alter, bei jedem Vorsorgecheck empfohlen
- Wie oft: Jährlich oder nach Bedarf (Risikofaktoren)

❼ Mundgesundheit

- Was und warum: Zahn- und Zahnfleischkontrolle zur Vermeidung von Herz-Kreislauf-Risiken
- Ab wann: Kein festes Alter, allgemein empfohlen
- Wie oft: zwei Mal jährlich beim Zahnarzt, tägliche Pflege (z. B. Olivenölspülung)

MEDIZINISCHE VORSORGE

VERTIEFENDES WISSEN

Sieben Kapitel, sieben Vorsorgeuntersuchungen – die Zahl Sieben spielt in diesem Buch eine wesentliche Rolle. Ich bin kein Esoteriker, aber ich habe amüsiert festgestellt, dass es auch in der christlichen Glaubenswelt To-do-Listen mit sieben Punkten gibt. Wir kennen die sieben Gaben des Heiligen Geistes: Weisheit, Verstand, Rat, Stärke, Erkenntnis, Frömmigkeit und Gottesfurcht. Es gibt sieben Sakramente: Taufe, Firmung, Eucharistie, Beichte, Krankensalbung, Weihe und Ehe. Es gibt sogar sieben Tugenden: Glaube, Liebe, Hoffnung, Klugheit, Gerechtigkeit, Tapferkeit und Mäßigung. Fast scheint es, als gäbe es einen universellen Plan, eine Art göttliches Rezept, dem wir nur folgen müssen, um ein längeres, leichteres Leben zu führen.

Doch wie sagten schon die alten Römer? „Die Götter helfen dem, der sich selbst hilft." Deshalb widme ich das siebte und letzte Kapitel von **„Länger. Leichter. Leben."** der Vorsorge. Gleich, wie sehr wir darauf achten, gesund zu leben – ab und zu lohnt sich ein Systemcheck. Gehen wir meine ärztlichen Empfehlungen dazu Punkt für Punkt durch.

Die Vorsorge-Darmspiegelung

Dickdarmkrebs gehört zu den drei häufigsten Krebsarten bei Männern und Frauen. Das Perfide daran: Tumore im Dickdarm machen sich oft erst spät bemerkbar. Gewichtsverlust, Blut im Stuhl oder chronische Schmerzen treten meist auf, wenn der Krebs bereits fortgeschritten ist – frühe Warnsignale gibt es kaum. Genau deshalb ist Früherkennung so entscheidend. Sie kann Leid verhindern und Leben retten.

Die Vorsorge-Darmspiegelung, besser bekannt als Koloskopie, zählt zu den wirksamsten Waffen gegen Krebs. Heute ist die Untersuchung schmerzfrei und risikoarm. Ihr großer Vorteil: Entdeckt der Arzt sogenannte Dickdarmadenome – also Polypen –, kann er sie gleich während der Untersuchung entfernen. Diagnose und Therapie in einem Schritt – das macht die Koloskopie unschlagbar.

Etwa ein Drittel der Menschen trägt Polypen im Darm, nicht jeder ist aber gefährlich. Diese Schleimhautwucherungen können jedoch Vorstufen von Krebs sein. Werden sie bei der Vorsorge entdeckt, entfernt der Arzt sie noch in derselben Sitzung – schmerzlos und sicher. Studien zeigen: Das Risiko des Eingriffs ist gering, der Nutzen enorm. Ein abgetragener Polyp wird nie zum Krebs. Länder mit starken Vorsorgeprogrammen beweisen den Erfolg: Wo regelmäßig gespiegelt wird, sinken die Darmkrebszahlen deutlich.

Immer weniger Fälle von Darmkrebs

In Österreich hat die Koloskopie in den vergangenen 25 Jahren bemerkenswerte Erfolge erzielt. Die Sterblichkeit durch Darmkrebs ist in den vergangenen Jahrzehnten um etwa 30 Prozent gesunken, die Zahl der Neuerkrankungen ging um knapp 20 Prozent zurück. Das sind Zahlen, die Hoffnung machen – und die Macht der Vorsorge unterstreichen.

Doch wer soll nun zur Koloskopie gehen? Die Antwort ist klar: grundsätzlich alle, ab einem bestimmten Alter. Internationale Leitlinien empfehlen die Untersuchung ab 45 Jahren. Gibt es allerdings Darmkrebs in der Familie, etwa bei Eltern oder Geschwistern, rate ich, schon früher aktiv zu werden: am besten zehn Jahre vor dem Alter, in dem der Verwandte erkrankte, spätestens aber ab 35. Danach hängen die Abstände zwischen den Kontrollen vom Befund ab – ob Polypen gefunden wurden, und wie diese beschaffen sind – der behandelnde Arzt legt das Intervall individuell fest.

Gibt es Alternativen?

Nicht jeder ist begeistert von der Idee einer Darmspiegelung. Für solche Fälle gibt es Optionen wie die virtuelle Kolografie, die per CT oder MRT arbeitet. Auch hier muss der Darm vorher gereinigt werden, aber es kommt kein Endoskop zum Einsatz – die Schleimhaut wird indirekt über Bilder untersucht. Der Haken daran: Findet sich ein Polyp, ist erst recht eine klassische Koloskopie nötig, um diesen zu entfernen und auf Gefährlichkeit zu prüfen.

Die virtuelle Methode bleibt also ein Umweg. Eine weitere Möglichkeit sind Tests auf verstecktes Blut im Stuhl, die einfach und nicht invasiv sind. Solche Tests erkennen Polypen, die leicht bluten – aber nicht alle Polypen tun das. Ist der Test negativ, heißt das nicht zwangsläufig, dass der Darm polypenfrei ist. Ein potenziell gefährliches Adenom kann unbemerkt bleiben. Experten sind sich einig: Diese Alternativen können die Koloskopie nicht ersetzen. Die Darmspiegelung ist und bleibt der Goldstandard. Ich rate meinen Patienten immer dazu. Die Alternativen sind oft nur ein Kompromiss. Ausnahmen gibt es selten – etwa bei Menschen mit einem ungewöhnlich langen oder verschlungenen Darm. Hier kann die virtuelle Kolografie als erster Schritt sinnvoll sein. Doch auch dann führt der Weg meist zurück zur Spiegelung.

Die Magenspiegelung

Die Magenspiegelung ist international noch kein fester Bestandteil der Vorsorgeuntersuchungen. Doch bei wiederkehrenden Magenbeschwerden empfehle ich diese durchzuführen – oft in Kombination mit der Vorsorge-Darmspiegelung. Beide Untersuchungen lassen sich problemlos bei einem Termin unter Dämmerschlaf durchführen.

Der Vorteil: Häufig entdeckt man dabei Ursachen wie Helicobacter-Infektionen, die mit gezielter Behandlung verschwinden können. Auch Reflux ist ein Thema – durch eine kleine Schleimhautprobe, eine sogenannte Biopsie, kann geklärt werden, ob ein Risiko besteht, etwa für ein Speiseröhrenkarzinom. Wer regelmäßig Magenprobleme hat, sollte das abklären lassen. Zwei Fliegen mit einer Klappe – das spricht für die Kombination.

Brustkrebsvorsorge: die Mammografie

Brustkrebs ist die häufigste Krebserkrankung bei Frauen – jede achte ist im Laufe ihres Lebens betroffen. Früherkennung kann hier entscheidend sein. Wissenschaftlich gilt die Mammografie als beste Methode, um Tumore aufzuspüren.

Bei dieser speziellen Röntgenuntersuchung wird die Brust mit geringer Strahlendosis – vergleichbar mit einem Transatlantikflug – durchleuchtet. Selbst winzige, nicht tastbare Tumore werden so sichtbar. Wichtig: Die Untersuchung sollte in spezialisierten Zentren stattfinden, wo Erfahrung und Präzision stimmen.

Wer sollte zur Mammografie?

In Österreich empfiehlt man Frauen ab 40, alle zwei Jahre zur Mammografie zu gehen. In Deutschland startet das Screening-Programm laut Deutschem Krebsforschungszentrum (DKFZ) ab 50. Wer familiäre Risiken hat, sollte auf jeden Fall früher beginnen – oft schon ab 40 oder früher, je nach ärztlicher Empfehlung.

Ab 30 Jahren raten Experten, die Brust regelmäßig selbst abzutasten – etwa unter der Dusche. Viele tun das bereits – und wenn nicht, zeigt der Gynäkologe, wie's geht. Ab diesem Alter gehört die jährliche ärztliche Tastuntersuchung ohnehin dazu.

Alternativen und Ergänzungen

Manchmal ist Ultraschall sinnvoller, etwa bei dichtem Brustgewebe, oder man ergänzt damit die Mammografie. Auch eine Magnetresonanztomografie (MRT) ist möglich, aber keine Methode fürs flächendeckende Screening – diese Methoden kommen auf ärztlichen Rat bei individuellem Risiko zum Einsatz.

Was bringt die Mammografie?

Der Nutzen dieses Screenings ist unter Ärzten und Wissenschaftlern teils umstritten – doch die Daten sprechen eher dafür: Die Mammografie kann die Brustkrebs-Sterblichkeit um etwa 20 Prozent senken. Ein Haken bleibt: die Überdiagnose. Nicht selten sehen gutartige Veränderungen im Röntgenbild bösartig aus – erst eine Operation klärt, was wirklich vorliegt. Trotzdem überwiegt für viele Brustspezialisten der Vorteil. Die Altersgrenzen variieren: Österreich und die USA setzen auf Mammografien ab 40 Jahren, Deutschland und die Schweiz empfehlen diese ab 50.

Prostatakrebs-Vorsorge

Prostatakrebs ist bei Männern die häufigste Krebsart – etwa jeder fünfte wird im Leben damit konfrontiert. Früherkennung ist hier entscheidend.

Ein Schlüssel ist der sogenannte PSA-Wert, das „prostata-spezifische Antigen“ – ein Protein, das von der Prostata produziert wird und in geringen Mengen ins Blut gelangt. Dieser Blutmarker steigt bei Tumoren – aber auch bei Entzündungen, hartem Stuhlgang, langen Radtouren oder nach dem Samenerguss. Ab 45 sollte er jährlich gecheckt werden – idealerweise nach 48 Stunden ohne die genannten Aktivitäten. Zusammen mit einer Abtastuntersuchung (über den Enddarm) beim Urologen lassen sich Frühstadien oft gut erkennen.

PSA-Test: Sinnvoll oder nicht?

Der PSA-Test zur Krebsvorsorge ist ein Bluttest: Der PSA-Spiegel im Blut dient als Indikator für mögliche Veränderungen in der Prostata, insbesondere für Krebs. Nicht alle Experten sind jedoch von diesem Test überzeugt. Manche Urologen sehen im flächendeckenden PSA-Screening mehr Schaden als Nutzen – weil es zu sogenannten Überdiagnosen und unnötigen Behandlungen kommt. Doch in Kombination mit der Untersuchung beim Urologen gilt die Methode als sinnvoll. Kurz gesagt: Wer seinen PSA-Wert wissen will, sollte auch den Schritt zum Urologen wagen – ab 45 Jahren eine kluge Routine.

Ein überraschender Tipp

Die beste Vorsorge könnte simpler sein, als man denkt: häufiges Ejakulieren. Eine große Harvard-Studie von 2016 mit über

30.000 Männern zeigte: Wer mehr als 21-mal im Monat ejakuliert, hat ein deutlich geringeres Risiko für Prostatakrebs – egal ob allein oder zu zweit.

Medizinische Herz-Kreislauf-Vorsorge

Die beste Vorsorge für Ihr Herz-Kreislauf-System finden Sie in den ersten Kapiteln dieses Buchs. Die Ratschläge beruhen auf validen wissenschaftlichen Daten und Expertisen. Beim Erhalt der Herz- und Gefäßgesundheit geht es vor allem um die richtige Ernährung und körperliches Training sowie die Reduktion der Risikofaktoren.

Doch ab und zu braucht es mehr: Ärztliche Checks sind entscheidend, vor allem um Atherosklerose – die schleichende Gefäßverkalkung – früh zu erkennen. Besonders wichtig wird das bei Risiken wie hohem Blutdruck, familiären Herzproblemen, Neigung zu Übergewicht oder erhöhtem Cholesterin. Hier sollten Herz und Gefäße regelmäßig vom Spezialisten geprüft werden. Diese Methoden kommen dabei zum Einsatz:

- Ultraschall: Ein schneller Blick auf Halsschlagadern und Herz zeigt, ob alles in Ordnung ist.
- Belastungs-EKG: Dies ist eine einfache, schmerzlose Untersuchung (EKG steht für Elektrokardiogramm), die die elektrische Aktivität des Herzens misst. Dabei werden Elektroden auf Brust, Arme und Beine geklebt; der Patient wird auf einem Fitnessrad oder Laufband aktiv. Die Herzsignale werden als Kurven auf Papier oder dem Bildschirm dargestellt. Das EKG kann Hinweise auf Rhythmusstörungen, Durchblutungsprobleme – etwa verengte Herzkranzgefäße – oder Schäden wie nach einem Herzinfarkt geben.

- Laborwerte: Eine Blutprobe wird entnommen, Cholesterin, HDL- und LDL-Verhältnis, Lipoprotein A (Lp(a)), Triglyceride, Homocystein, Nüchternblutzucker und HbA1c geben ein Gesamtbild.

Ich empfehle, diese Untersuchungen ab 35 machen zu lassen, besonders bei familiärer Vorbelastung wie Herzinfarkten oder Schlaganfällen. Zeigen die Checks eine Hochrisikosituation, dann kommt immer häufiger das koronare CT ins Spiel. Diese Röntgenmethode mit geringer Strahlung zeigt präzise und ohne großen Aufwand, ob die Herzkranzgefäße infarktgefährdet sind.

Lungen-Check

Zu einem umfassenden Vorsorgecheck gehört auch die Untersuchung der Lunge. Der erste Schritt ist das Abhören der Lunge: So können etwa leichtes Asthma oder eine chronische Bronchitis erkannt werden, auch wenn diese noch keine Beschwerden verursachen.

In weiterer Folge sollte man das Lungenvolumen und die Lungenfunktion messen. Bei Neigung zu Atemnot oder wiederkehrenden Infekten oder beim Risikofaktor Zigarettenrauchen ist auch ein Lungenröntgen anzuraten.

Ich selbst empfehle meinen Patienten beim Vorsorgecheck, wenn Hinweise auf eine chronische Bronchitis oder Asthma bestehen, auch einen Lungenfunktions-Test beim Lungenfacharzt: Man bläst in ein spezielles Rohr, anschließend kann man am Computer die Atemwegswiderstände und alle nötigen Parameter für ein umfangreiches Bild ablesen.

Mund-Gesundheit

Ein oft vernachlässigtes Thema ist die Mundgesundheit – dabei geht es darum, ob Zähne und Zahnfleisch intakt sind. Der Grund: Chronische Zahnfleischentzündungen und Zahnfleischschwund (im Volksmund Parodontose genannt, der richtige Begriff lautet Parodontitis) und ein defektes Gebiss erhöhen das Risiko für Herz-Kreislauf-Erkrankungen.

Ein saniertes Gebiss und gesundes Zahnfleisch gehören auch zu einem fitten Verdauungssystem. Zahnpflege und die zweimal jährliche Untersuchung beim Zahnarzt sind für die allgemeine körperliche Gesundheit deshalb essenziell.

Die Keimflora im Mund kommuniziert mit dem Immunsystem und dem Mikrobiom im Darm. Auch deswegen ist ein gutes „Mundklima" so wichtig. Ich empfehle das, was mein Zahnarzt mir empfiehlt: Zwei Mal täglich Zähne putzen. Verzichten Sie auf Mundspülungen mit antiseptischen Lösungen – diese stören die Keimflora. Ausnahmen: Infekte des Zahnfleischs oder Angina. Einmal im Jahr zur Mundhygiene: Dabei wird das Gebiss mechanisch gereinigt und von Ablagerungen befreit.

Keine Grenze nach oben

Im Grunde kann man für jeden Körperteil Vorsorgeuntersuchungen vornehmen. Dabei lohnt sich jedoch die Frage nach der Sinnhaftigkeit und den Folgen. Man kann sogar einen Ganzkörper-Scan vornehmen lassen, bei dem jedes Detail im Körper mittels hochauflösendem MRI (Magnetresonanz) dargestellt wird. Es gibt Laboruntersuchungen, die -zig oder sogar hunderte Werte liefern, dann noch minutiöse Stuhluntersuchungen und Mikrobiom-Aufschlüsselungen … Am Ende steht man mit einer Fülle von Daten da und weiß gar nicht, was man damit anfangen soll. Eine solche Untersuchungsflut verursacht vielleicht sogar Stress oder gar eine Art Zwang.

Meine Empfehlung: Besprechen Sie Vorsorgemaßnahmen, die über die hier genannten hinausgehen, vorher in Ruhe mit Ihrem jeweiligen Vertrauensarzt.

Anti-Aging: Wundermittel oder Wunschtraum?

Zum Schluss werfen wir einen Blick auf ein Thema, das die Ärztewelt spaltet: die Anti-Aging-Medizin. Es gibt tatsächlich Substanzen, die das Altern bremsen könnten. Bevor wir diese jedoch unter die Lupe nehmen, möchte ich eine Frage stellen: Ist Altern wirklich eine Krankheit, die wir heilen müssen?

Manche Ärzte sehen das so. In den vergangenen Jahrzehnten hat sich die Ansicht verbreitet, dass der Alterungsprozess ein Defekt sei – etwas, das man stoppen oder gar umkehren könne. Ich halte das für falsch. Würde das nicht bedeuten, dass wir schon als Kranke geboren werden? Ein irgendwie deprimierender Gedanke.

Ich sehe das Altern anders: nämlich als natürlichen Prozess, den man positiv beeinflussen und auch in seinen Auswirkungen bremsen kann. Es gibt einen Unterschied zwischen normaler Alterung und vorzeitigen Degenerationsprozessen, die sich mit einfachen Mitteln verzögern lassen – Bewegung, Ernährung, Schlaf. Alles, was in diesem Buch steht, hilft dabei.

Doch das Altern komplett aufhalten zu wollen? Das ist aus meiner Sicht Hybris – und die hat selten gesunde Folgen. Denken Sie an Ikarus, der seinen Höhenflug mit dem Leben bezahlte oder die unzähligen Mythen um jede Art von Jungbrunnen. Die Sehnsucht, dem Tod ein Schnippchen zu schlagen, ist so alt wie die Menschheit selbst. Aber sie bleibt ein Traum.

Pillen gegen die Zeit

Klar, niemand will gebrechlich werden oder frühzeitig abbauen. Pathologische Alterungsprozesse hinauszuschieben ist ein legitimes und sinnvolles Ziel, das ich natürlich unterstütze und anstrebe, sonst hätte ich dieses Buch nicht geschrieben.

Und ja, es gibt Medikamente, die da Altern bremsen könnten. Die Substanzen, die ich im Folgenden vorstelle, haben nichts mit den Nahrungsergänzungsmitteln aus Teil eins dieses Buches zu tun. Hier geht's um Arzneimittel – teils neu, teils bekannt, deren Wirkung in seriösen Studien untersucht wird. Sie befinden sich größtenteils in der klinischen Erprobung und sind für „Anti-Aging" (noch?) nicht zugelassen. Was steckt dahinter? Das klären wir hier und jetzt.

Metformin: Vom Diabeteshelfer zum Anti-Aging-Star?

Seit Jahrzehnten hilft Metformin Menschen mit Typ-2-Diabetes, indem es die Wirkung des körpereigenen Insulins stärkt. Nebenwirkungen sind kaum bekannt. Jetzt rückt das Medikament ins Rampenlicht der Anti-Aging-Forschung. Könnte eine simple Diabetespille uns jung halten?

Metformin scheint mehr zu können, als nur den Blutzucker zu senken. Es beeinflusst den Stoffwechsel, schützt Zellen und hält das Gewicht im Griff – alles Faktoren, die mit dem Altern zusammenhängen. Erste Studien machen Hoffnung: Die TAME-Studie etwa hat gezeigt, dass Metformin altersbedingte Krankheiten verzögern könnte. Und die große TRIIM-X-Studie, gestartet 2023, läuft noch bis 2029 – sie soll klären, ob das Mittel tatsächlich die biologische Uhr zurückdrehen kann.

Rapamycin: Die Wunderpille von der Osterinsel

Rapamycin klingt nach Abenteuer – und das ist es auch. Die Substanz wird aus Bakterien (Streptomyces) gewonnen, die Forscher einst auf der Osterinsel, Rapa Nui, entdeckten. Heute ist sie ein Medikament: Es dämpft das Immunsystem, etwa nach Organtransplantationen. Doch Rapamycin kann mehr. Es blockiert das Enzym mTOR, das nicht nur das Immunsystem anstachelt, sondern auch mit Alterung und Krankheiten wie Alzheimer in Verbindung steht.

mTOR ist auch für normale Zellfunktionen wichtig – es einfach auszuschalten wäre zu simpel. Studien mit Mäusen zeigen zwar: Rapamycin verlängert das Leben. Doch für die Wirkung auf den Menschen fehlt es noch an größeren Studien. Das hält einige Anti-Aging-Fans nicht davon ab, die Pille schon zu schlucken. In Deutschland, Österreich und der Schweiz bleibt Rapamycin rezeptpflichtig und ist nur zur Immunsuppression zugelassen.

Dasatinib: Krebskiller mit Bonusfunktion

Dasatinib ist ein Star in der Krebstherapie: Als Tyrosinkinase-Hemmer stoppt es Leukämie, indem es ein Enzym lahmlegt, das Zellen steuert – quasi ein Schalter für Leben und Tod. Doch es kann mehr: Zusammen mit Quercetin, einem Pflanzenstoff, scheint es auch das Altern zu bremsen, indem es alte Zellen aufräumt. Studien geben Hinweise, aber der große Durchbruch ist noch nicht in Sicht. Ob Dasatinib wirklich die Anti-Aging-Zukunft ist, müssen weitere Tests zeigen – bis dahin bleibt es ein Hoffnungsträger mit Fragezeichen.

Quercetin: Pflanzenpower als Partner für Dasatinib

Quercetin steckt in Brokkoli, Äpfeln, Beeren und Traubenkernen – ein Flavonoid mit Superkräften. Es wirkt antioxidativ, bremst Entzündungen und jagt seneszente Zellen – jene gealterten Übeltäter, die Entzündungen schüren und den Körper müde machen. Zusammen mit Dasatinib, dem Krebsmedikament, wird es zum Teamplayer: Studien testen derzeit, ob diese Kombi das Altern wirklich verlangsamt. Quercetin ist kein Medikament, sondern ein Naturstoff – über eine pflanzliche Ernährung oder als Nahrungsergänzungsmittel leicht zu bekommen.

N-Acetylcystein (NAC/ACC) und Glutathion: Paarlauf für die Haut

NAC kennen wir als Hustenmittel und Schleimlöser. Doch in Laboren hat man mehr entdeckt: Bei Fruchtfliegen und Zellkulturen zeigt es eine antioxidative Wirkung, schützt Zellen und dämpft Stress. Zusammen mit Glutathion, einem körpereigenen Schutzstoff, soll es sogar die Haut jung halten. Forscher testen zurzeit die Kombination, aber klare Beweise fehlen noch. Immerhin: NAC gibt es rezeptfrei – ein kleiner Zell-Boost, ohne großen Hype.

Aspirin (ASS): Herzschutz mit Haken

Acetylsalicylsäure, kurz Aspirin, ist ein Klassiker: Es verdünnt das Blut, bremst Entzündungen und hält die Gefäße fit – ein Standard in der Herzmedizin. Könnte es uns auch länger leben lassen?

Die Idee liegt nahe: Gesunde Adern, junges Endothel – das ist die dünne Zellschicht auf der Innenseite von Blutgefäßen – das klingt nach Langlebigkeit. ASS senkt auch das Darmkrebsrisiko. Die Kehrseite ist ein erhöhtes Risiko von Magen- und Darmblutungen. Eine längere ASS-Therapie sollte ohne ärztliche Überwachung nicht durchgeführt werden.

Die Hormon-Ersatz-Therapie (HET oder HRT)

So mancher Anti-Aging-Arzt schwört drauf: Hormone wie Testosteron und Östrogen sind für sie der Schlüssel zu ewiger Jugend. Das klingt plausibel – ab der Lebensmitte sinkt der Hormonspiegel bei Männern und Frauen. Die Folge: schlechte Laune, schlaffe Muskeln, Fettpolster, Schwäche, Konzentrationsprobleme. Nach der Menopause greifen Frauen deshalb zu Östrogen, Männer lassen sich Testosteron spritzen. Die Idee: Hormonmangel beschleunigt das Altern, also füllen wir die Tanks wieder auf.

Doch Vorsicht: Ohne klaren und im Labor bewiesenen Mangel kann diese Therapie riskant sein. Zu viel Testosteron kann bei Männern unter Umständen Prostatakrebs fördern, zu viel Östrogen bei Frauen das Brustkrebsrisiko steigern. Hormon-Doping ist kein Spiel. Meine Meinung: Nur wer Symptome hat und wo ein echter Mangel nachgewiesen ist, sollte diesen Weg beschreiten – und ausschließlich unter ärztlicher Aufsicht.

Resümierend kann man sagen, dass gewisse Anti-Aging-Medikamente bzw. Substanzen noch in der Erprobungsphase sind, andere durchaus etabliert und wiederum andere ohnehin in der Natur vorkommen und mit der Nahrung zugeführt werden können. Bei pharmakologischer Substitution rate ich absolut und mit Nachdruck dazu, diese nur unter ärztlicher Aufsicht beziehungsweise nach ärztlicher Empfehlung durchzuführen.

Fazit: Lieber Zurückhaltung als Wagnis

Durch die Gabe von Medikamenten ein längeres, leichteres Leben gewinnen zu wollen ist verständlich. Unter bestimmten Umständen ist es sogar empfohlen – aber bitte nicht zum Preis eines erhöhten Krankheitsrisikos. Ärztliche, therapeutische, diätologische und sportwissenschaftliche Beratung und ein individuell zugeschnittenes Informationsprogramm, das Ernährungs-, Trainings-, Coaching-, Vorsorge- und Medikations-Tipps enthält, sind und bleiben das A und O des LLL-Prinzips.

Wissenschaftliche Quellen

1. Waldmann E, Gessl I, Sallinger D, Jeschek P, Britto-Arias M, Heinze G, Fasching E, Weiss W, Gschwantler M, Trauner M, Ferlitsch M. Trends in quality of screening colonoscopy in Austria. Endoscopy. 2016 Dec;48(12):1102-1109. doi: 10.1055/s-0042-113185. Epub 2016 Aug 30. Erratum in: Endoscopy. 2016 Dec;48(12):1109. doi: 10.1055/s-0042-121369. PMID: 27576182.

2. Mishra SK, Balendra V, Esposto J, Obaid AA, Maccioni RB, Jha NK, Perry G, Moustafa M, Al-Shehri M, Singh MP, Khan AA, Vamanu E, Singh SK. Therapeutic Antiaging Strategies. Biomedicines. 2022 Oct 8;10(10):2515. doi: 10.3390/biomedicines10102515. PMID: 36289777; PMCID: PMC9599338.

3. Dominitz JA, Levin TR. What Is Organized Screening and What Is Its Value? Gastrointest Endosc Clin N Am. 2020 Jul;30(3):393-411. doi: 10.1016/j.giec.2020.02.002. Epub 2020 Apr 16. PMID: 32439078

4. Seely JM, Alhassan T. Screening for breast cancer in 2018-what should we be doing today? Curr Oncol. 2018 Jun;25(Suppl 1):S115-S124. doi: 10.3747/co.25.3770. Epub 2018 Jun 13. PMID: 29910654; PMCID: PMC6001765.

5. Bretthauer M, Løberg M, Wieszczy P, Kalager M, Emilsson L, Garborg K, Rupinski M, Dekker E, Spaander M, Bugajski M, Holme Ø, Zauber AG, Pilonis ND, Mroz A, Kuipers EJ, Shi J, Hernán MA, Adami HO, Regula J, Hoff G, Kaminski MF; NordICC Study Group. Effect of Colonoscopy Screening on Risks of Colorectal Cancer and Related Death. N Engl J Med. 2022 Oct 27;387(17):1547-1556. doi: 10.1056/NEJMoa2208375. Epub 2022 Oct 9. PMID: 36214590.

6. Vorsorgekoloskopie Rettet Leben. Initiativen für bessere Akzeptanz [Preventive colonoscopy saves lives. An initiative for better acceptance]. MMW Fortschr Med. 2013 Jul 25;155(13):23. German. PMID: 23964494.

7. Wei JT, Barocas D, Carlsson S, Coakley F, Eggener S, Etzioni R, Fine SW, Han M, Kim SK, Kirkby E, Konety BR, Miner M, Moses K, Nissenberg MG, Pinto PA, Salami SS, Souter L, Thompson IM, Lin DW. Early Detection of Prostate Cancer: AUA/SUO Guideline Part I: Prostate Cancer Screening. J Urol. 2023 Jul;210(1):46-53. doi: 10.1097/JU.0000000000003491. Epub 2023 Apr 25. PMID: 37096582; PMCID: PMC11060750.

8. Rajaei M, Momeni A, Kheiri S, Ghaheri H. Effect of ejaculation on serum prostate specific antigen level in screening and non-screening population. J Res Med Sci. 2013 May;18(5):387-90. PMID: 24174942; PMCID: PMC3810571.

9. Filella X, Albaladejo MD, Allué JA, Castaño MA, Morell-Garcia D, Ruiz MÀ, Santamaría M, Torrejón MJ, Giménez N. Prostate cancer screening: guidelines review and

laboratory issues. Clin Chem Lab Med. 2019 Sep 25;57(10):1474-1487. doi: 10.1515/cclm-2018-1252. PMID: 31120856.

10. Wallace ML, Ricco JA, Barrett B. Screening strategies for cardiovascular disease in asymptomatic adults. Prim Care. 2014 Jun;41(2):371-97. doi: 10.1016/j.pop.2014.02.010. Epub 2014 Mar 27. PMID: 24830613; PMCID: PMC4042912.

11. Donati F, Guicciardi C, Lodi E, Fernando F, Palermi S, Modena MG, Biffi A. Echocardiography in the preparticipation screening: an old topic revisited. J Cardiovasc Med (Hagerstown). 2023 May 1;24(5):297-301. doi: 10.2459/JCM.0000000000001460. Epub 2023 Mar 17. PMID: 36938818; PMCID: PMC10219667.

12. Scannapieco FA, Gershovich E. The prevention of periodontal disease-An overview. Periodontol 2000. 2020 Oct;84(1):9-13. doi: 10.1111/prd.12330. PMID: 32844421.

13. Soukas AA, Hao H, Wu L. Metformin as Anti-Aging Therapy: Is It for Everyone? Trends Endocrinol Metab. 2019 Oct;30(10):745-755. doi: 10.1016/j.tem.2019.07.015. Epub 2019 Aug 9. PMID: 31405774; PMCID: PMC6779524.

14. Blagosklonny MV. Rapamycin for longevity: opinion article. Aging (Albany NY). 2019 Oct 4;11(19):8048-8067. doi: 10.18632/aging.102355. Epub 2019 Oct 4. PMID: 31586989; PMCID: PMC6814615.

15. Sorrenti V, Benedetti F, Buriani A, Fortinguerra S, Caudullo G, Davinelli S, Zella D, Scapagnini G. Immunomodulatory and Antiaging Mechanisms of Resveratrol, Rapamycin, and Metformin: Focus on mTOR and AMPK Signaling Networks. Pharmaceuticals (Basel). 2022 Jul 23;15(8):912. doi: 10.3390/ph15080912. PMID: 35893737; PMCID: PMC9394378.

16. Islam MT, Tuday E, Allen S, Kim J, Trott DW, Holland WL, Donato AJ, Lesniewski LA. Senolytic drugs, dasatinib and quercetin, attenuate adipose tissue inflammation, and ameliorate metabolic function in old age. Aging Cell. 2023 Feb;22(2):e13767. doi: 10.1111/acel.13767. Epub 2023 Jan 13. PMID: 36637079; PMCID: PMC9924942.

17. Shaposhnikov MV, Zemskaya NV, Koval LA, Schegoleva EV, Zhavoronkov A, Moskalev AA. Effects of N-acetyl-L-cysteine on lifespan, locomotor activity and stress-resistance of 3 *Drosophila* species with different lifespans. Aging (Albany NY). 2018 Sep 20;10(9):2428-2458. doi: 10.18632/aging.101561. PMID: 30243020; PMCID: PMC6188487.

18. Williams BR, Cho JS. Hormone Replacement: The Fountain of Youth? Prim Care. 2017 Sep;44(3):481-498. doi: 10.1016/j.pop.2017.04.006. PMID: 28797374.

„UND SIE, HERR DOKTOR?“ MEIN PERSÖNLICHES LLL-PROGRAMM

Bevor wir zum Ende dieses Buchs kommen, möchte ich Ihnen eine Frage beantworten, die Ihnen beim Lesen möglicherweise da und dort durch den Kopf gegangen ist: „Lebt dieser Doktor Franz denn selbst, was er da beschreibt?“ Meine Antwort lautet:

Länger. Leichter. Leben.®

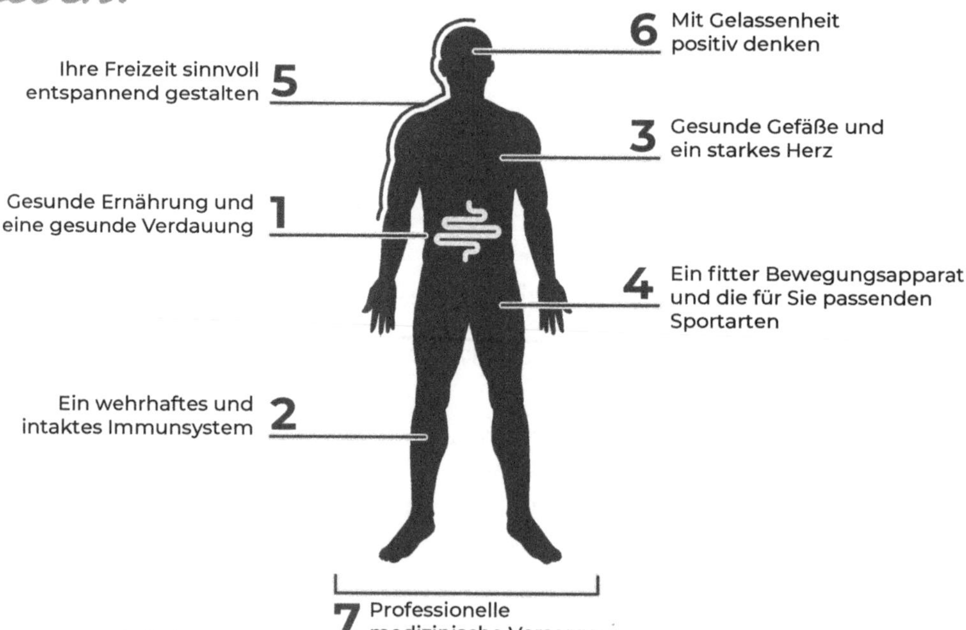

Ein ganzheitliches und alltagstaugliches Gesundheitskonzept

Ja, auf weite Strecken tue ich das. Deshalb möchte ich Ihnen gegen Schluss noch ein paar persönliche Dinge erzählen.

Zunächst darf ich Ihnen mein Sportprogramm vorstellen, von dem ich als über 60-jähriger Mann offensichtlich recht gut profitiere. Mein Training erstelle ich gemeinsam mit einem professionellen Sportlehrer. Wir modifizieren es immer wieder, wobei meine ärztlich-internistische Ausbildung und mein sportmedizinisches Wissen in meine Trainingspläne mit einfließen. Die entsprechende Ernährung ist ohnehin nicht isoliert zu betrachten – das gehört dazu und ist die Basis für die Lieferung der fürs Training nötigen Energie.

Ich bin früher Marathon gelaufen (den ersten im Jahre 1988, insgesamt waren es 14 Marathons und Halbmarathons unter Wettkampfbedingungen). Meine Marathon-Bestzeit lag bei 3:15 Stunden, den Halbmarathon konnte ich einmal in 1:29 Stunden bewältigen – davon bin ich heute allerdings Lichtjahre entfernt. Jahrelanges Marathonlaufen ist übrigens mittlerweile etwas zweifelhaft geworden – das Training dafür ist zwar ohne Zweifel gesund, aber der Lauf selbst (unter Wettkampfbedingungen) kann manchmal zu laborchemisch messbaren Ausschüttungen von Biomarkern (Troponin) führen, die ansonsten nur bei akuten Herzdurchblutungsstörungen zu messen sind. Diese Tatsache ist wissenschaftlich nachgewiesen, allerdings noch Gegenstand von Interpretationen und Diskussionen (für speziell Interessierte: T Paana, T Hellman, T Vasankari, S Salonen, T Tuominen, K Teppo, S Jaakkola, O J Heinonen, S Wittfooth, K E J Airaksinen, Cardiac troponin fragmentation in marathon runners. The MaraCat2 study, European Heart Journal, Volume 45, Issue Supplement_1, October 2024, ehae666.2997, https://doi.org/10.1093/eurheartj/ehae666.2997).

Ich möchte niemandem die Lust verderben, einmal im Leben einen Marathon zu laufen – wir sehen aber, dass eine professionelle Trainingssteuerung und vor allem sportmedizinische bzw. internistische Untersuchung für ein derartiges Vorhaben eminent wichtig sind. Der „Once in a lifetime"-Marathon wird bei richtiger Vorbereitung auch keinem schaden.

Ich gehe noch immer gern laufen (auch wenn öfter mal die Knie schmerzen und ich nun plane, mehr Rad zu fahren). Seit Jahrzehnten besuche ich regelmäßig das Fitness-Center, um dem für uns Menschen wichtigen Krafttraining genug Raum zu geben. Und ich leiste mir immer wieder ein Personal Training, denn die genaue Ausführung der Übungen ist enorm wichtig und man sollte sich immer wieder neu „kalibrieren".

Wie viele andere Menschen habe auch ich eine grundsätzliche Neigung, leicht an unnötigem Gewicht, sprich Fett, zuzunehmen. Zu viel Stress im Beruf, ein paar verpasste Trainingseinheiten und zu viele Süßigkeiten (ich nasche gerne und liebe Schokolade) – schon spürt man den „Schwimmreifen" wachsen … Stress und Schlafmangel sind aufgrund ihrer hormonellen Auswirkungen die größten Dickmacher. Der Bounty-Riegel zwischendurch macht es nicht besser …

Aber ich habe Glück: Meine Frau ist meine beste Figurkontrollorin und dafür bin ich ihr dankbar. Sollte der Bauchansatz wachsen, schlägt sie Alarm. Ich versuche dann immer, mit Sport und Diät dagegen zu arbeiten und ein paar Kilo Fett abzuspecken.

Und Sie werden es nicht glauben: Ich habe auch viele Jahre geraucht (bis 2009) und in jungen Jahren als bekennender Partytiger oft gefeiert und gar nicht selten gerne einen über den Durst getrunken. Das ist aber alles längst Vergangenheit. Mit

Mitte 30 wurde ich immer mehr gesundheitsorientiert und versuche seither, mein Leben sowohl sportlich wie auch in puncto Ernährung möglichst optimal zu gestalten – ohne dass es zum Zwang ausartet.

„Cheat Days" gibt es daher auch bei mir, und manchmal besiegt mich auch mein innerer Schweinehund, wenn ich mit festem Vorsatz den Wecker auf fünf Uhr früh stelle, um noch einen Morgenlauf zwischenzuschalten. Aber – und das ist ein ganz großes und wichtiges „Aber" – ich halte im Großen und Ganzen an meinen sportlichen Grundsätzen fest. Längere faulheitsbedingte Trainingspausen über mehrere Wochen mache ich nicht.

Anders gesagt: **„Länger. Leichter. Leben."** **(LLL)** ist auch mein ganz persönliches Ziel – und genau deswegen will ich keine zwanghaften Maximierungspläne zur ultimativen Leistungsfähigkeit umsetzen, keine Ultra-Super-Duper-Diäten einhalten oder Dreifach-Triathlons bewältigen. Meine sportliche Devise lautet: „Ich muss nichts, aber ich könnte fast alles". Damit fahre ich recht gut, denn abgesehen von den verpflichtenden Basics „Ausdauer und Kraft" suche ich mir meine sportlichen Aktivitäten nach Lust und Laune aus. So sieht meine typische Trainingswoche aus:

- Montag: 1 Stunde Kraft- und Koordinationstraining mit meinem Personal Trainer
- Dienstag: Pausetag (Mikrotrainings können manchmal dabei sein, z.B. 3 × 20 Liegestütze)
- Mittwoch: 1 Stunde Laufen (Grundlage mit Bergauf-Anteilen)
- Donnerstag: 1 Stunde Krafttraining (Hanteln, Bankdrücken, Klimmzüge, Ausfallschritte, Core-Training)

- Freitag: Pausetag oder 40 Minuten Laufen
- Samstag: 1 Stunde Laufen (Grundlage)
- Sonntag: fallweise 2 Tennisstunden mit Trainer (Meine Ehefrau und die Kinder sind oft mit dabei) oder 2 Stunden Radfahren. Im Winter kann der Sonntag auch mal ein Pausetag werden. Fallweise Wanderungen mit der Familie sind nicht mit eingerechnet.

Sie fragen sich vielleicht auch: Was isst der Mann denn so? Nun, ich halte mich an die mediterrane Mischkost, die ich im ersten Kapitel beschreibe. Ich nehme fast jeden Tag weißen Joghurt zu mir, esse viel Fisch, viele Nüsse, viel Brokkoli, Gemüseaufläufe, Ingwer, Linsen, Salate und dunkle Schokolade. Gelegentlich lege ich einen Fasttag ein oder lasse eine Hauptmahlzeit aus – meist das Frühstück, denn ich bin ein leidenschaftlicher Abendesser, nicht zuletzt aus familiären Gründen: Am Abend ist die beste Gelegenheit, die Familie zu versammeln. Ja, manchmal ist da auch ein Schnitzel dabei, fallweise auch ein Burger. Was ich immer beherzige: Ich trinke täglich mindestens drei Liter Wasser – in der Früh gleich einmal einen halben Liter, während des Arbeitstages steht immer ein Krug Wasser neben mir. Ich trinke außerdem viel schwarzen Kaffee (Espresso) – der ist gesund, wie neuere Studien zeigen.

Viele Leute fragen mich: „Geht ein Arzt auch mal zum Arzt oder behandelt ihr euch nach Möglichkeit selbst?“ Die einfache Antwort: Hin und wieder führen Ärzte Therapien an sich selbst durch – wenn es etwa um medikamentöse Verschreibungen geht. Die Selbstbehandlung ist aber grundsätzlich keine gute Methode, besser ist der Check beim Kollegen. Dies sind meine eigenen medizinischen Gepflogenheiten:

- 2 × pro Jahr gehe ich zum Zahnarzt.
- 1 × pro Jahr werden die Muttermale gecheckt
- 1–2 × Mal pro Jahr lasse ich ein komplettes „Labor" machen – alle Werte werden bestimmt, von Hormonlevels bis zum Vitamin-D-Status
- Alle 1–2 Jahre sieht mich auch der Urologe. Das ist zwar nicht mein Lieblings-Arzttermin, aber es gehört einfach dazu
- Alle 2 Jahre checkt ein befreundeter Internist meine Gefäße und das Herz (Ultraschall und EKG)
- Alle 5 Jahre gehe ich zur Vorsorge-Koloskopie
- Sollten mal akute Probleme auftauchen, habe ich Heimvorteil: Meine Frau ist Tierärztin und kann den Grad der medizinischen Bedrohlichkeit etwa eines Männerschnupfens ganz gut einschätzen …

NACHWORT

Dieses Buch ist eine Art Gesundheitskompass und soll Ihnen als Grundlage dienen, Ihr Gesundheitswissen auszubauen. Weil Gesundheitskompetenz – die Fähigkeit, kluge Entscheidungen für sich und als Patient zu treffen – heute wichtiger ist denn je.

Bei Fragen zu Ernährung, Fitness oder einem langen Leben führt der erste Weg meist zu „Dr. Google". Doch aus meiner Erfahrung als Arzt sage ich: Das Netz verwirrt oft mehr als es hilft. Die Flut an Infos überfordert, am Ende steht man ratlos da – und geht dann doch lieber zum Experten. Früher waren es die Medizinbücher im Regal, die Klarheit schufen. Heute ertrinkt der interessierte User meist im digitalen Chaos.

Nun kommt auch die Künstliche Intelligenz (KI) hinzu. Dieser technologische Meilenstein steckt noch in den Kinderschuhen, liefert aber schon jetzt brauchbare Antworten – geordnet und präzise. Das ist jedoch erst der Anfang. Die KI wird in absehbarer Zeit unseren Alltag und unsere Gesundheit revolutionieren – mit vielen Chancen, aber auch vielen Risiken: Datenmissbrauch oder Fehlinformationen könnten uns stolpern lassen. Dennoch: Den Fortschritt hält niemand auf.

Eine grundsätzliche Orientierung im Netz zum Thema Künstliche Intelligenz biete ich auf meiner Website www.laengerleichterleben.at an – hier halte ich Sie auf dem Laufenden, was KI und Gesundheit betrifft. Echte Ärzte werden jedenfalls auch in einer von der KI gekennzeichneten Gesundheitswelt zu finden sein: als Lotsen, Berater, Übersetzer und Letztverantwortliche. Sie helfen, die digitalen und realen Probleme zu meistern. Und die Tipps in diesem Buch? Die sind zeitlos. Unsere Körper ticken seit Jahrtausenden gleich – daran ändert auch die klügste KI nichts.

Dieses Buch ist für Sie hoffentlich der Beginn eines längeren und vor allem leichteren Lebens – zumindest wünsche ich Ihnen das von Herzen. Wenn Sie Lust haben, das eine oder andere Thema noch tiefer zu ergründen, lade ich Sie ein, meinen Podcast **„Länger. Leichter. Leben.“** zu verfolgen, ein Abonnement auf der gleichnamigen Website zu buchen oder eines unserer zukünftig kommenden LLL-Seminare zu besuchen.

Zum Schluss darf ich Ihnen eine Spruchweisheit mitgeben, die Sie vielleicht kennen. Ich lade Sie ein, das Zitat unter dem Eindruck dessen, was Sie aus diesem Buch erfahren haben, bewusst zu lesen – Zeile für Zeile. Besser lässt sich die Essenz von **„Länger. Leichter. Leben.“** nicht ausdrücken:

„Achte auf deine Gedanken, denn sie werden zu Worten.
Achte auf deine Worte, denn sie werden zu Handlungen.
Achte auf deine Handlungen, denn sie werden zu Gewohnheiten.
Achte auf deine Gewohnheiten, denn sie werden dein Charakter.
Achte auf deinen Charakter, denn er wird dein Schicksal.“

Ihr Dr. Marcus Franz

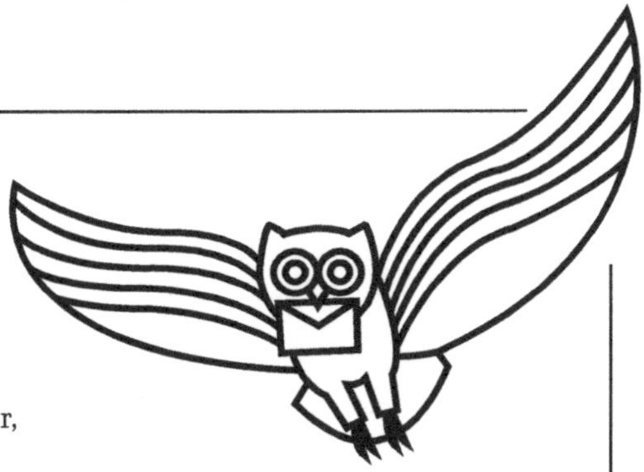

Liebe Leserin, lieber Leser,

hat Ihnen dieses Buch gefallen?
Ihr Feedback, Ihre Anregungen und Ihre Kritik bedeuten uns viel, denn sie helfen uns, unsere Bücher kontinuierlich zu verbessern.

Die Meinung und Zufriedenheit unserer geschätzten Leserinnen und Leser stehen im Mittelpunkt unseres Schaffens. Ihre Gedanken sind uns wichtig.

Zögern Sie daher nicht, uns zu kontaktieren und Ihre Gedanken mit uns zu teilen. Senden Sie uns einfach eine E-Mail an:
feedback@eulogiaverlag.de

Besuchen Sie auch gern unsere Verlagsseite und entdecken Sie weitere spannende Bücher unter:
www.eulogiaverlag.de

Wir sind gespannt auf Ihre Nachricht und freuen uns darauf, von Ihnen zu hören!

Herzlichst
Ihr **Eulogia Verlag**

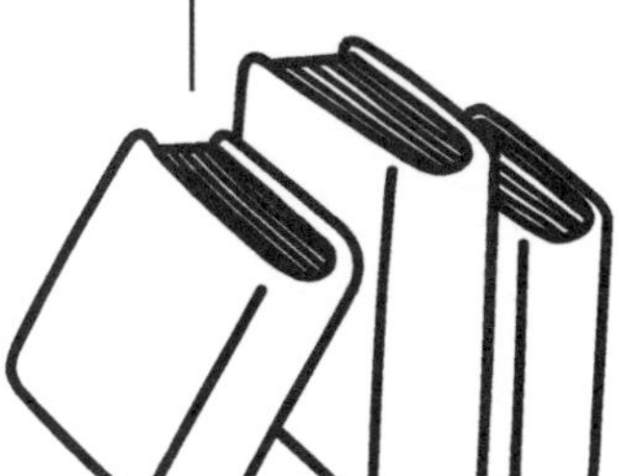